Christian Präauer

Pflegerische Interventionen zur postoperativen Thromboseprophylaxe

Christian Präauer

Pflegerische Interventionen zur postoperativen Thromboseprophylaxe

Assessment, Maßnahmen, Evaluation

Reihe Humanwissenschaften

Impressum / Imprint
Bibliografische Information der Deutschen Nationalbibliothek: Die Deutsche Nationalbibliothek verzeichnet diese Publikation in der Deutschen Nationalbibliografie; detaillierte bibliografische Daten sind im Internet über http://dnb.d-nb.de abrufbar.

Bibliographic information published by the Deutsche Nationalbibliothek: The Deutsche Nationalbibliothek lists this publication in the Deutsche Nationalbibliografie; detailed bibliographic data are available in the Internet at http://dnb.d-nb.de.

Coverbild / Cover image: www.ingimage.com

Verlag / Publisher:
AV Akademikerverlag
ist ein Imprint der / is a trademark of
OmniScriptum GmbH & Co. KG
Bahnhofstraße 28, 66111 Saarbrücken, Deutschland / Germany
Email: info@akademikerverlag.de

Herstellung: siehe letzte Seite /
Printed at: see last page
ISBN: 978-3-639-85620-0

Zur Erleichterung der Lesbarkeit wird in dieser Fachbereichsarbeit durchgehend die männliche Schreibweise verwendet, diese gilt jedoch sinngemäß für beide Geschlechter. Des Weiteren finden für Mitarbeiter des gehobenen Dienstes für Gesundheits- und Krankenpflege die Bezeichnungen Pflegepersonen, Pflegekräfte oder Pflegende Anwendung. Auch diese Ausdrücke schließen männliche sowie weibliche Pflegekräfte gleichermaßen ein.

Inhaltsverzeichnis

1 Einleitung

Die nachfolgenden Kapitel dienen der Definition von Begriffen (bspw. Thromboseprophylaxe), der theoretischen Grundlagen des venösen Bluttransportes, der physiologischen Gerinnung, der Entstehung einer Thrombose sowie der ebendiese begünstigenden Risikofaktoren. Weiters werden das klinische Erscheinungsbild einer Thrombose, die epidemiologischen Daten sowie die postoperative Zeitspanne, worauf in dieser Arbeit der Fokus gesetzt wird, beschrieben.

1.1 Thrombose

„Als Thrombose wird eine Gefäßerkrankung bezeichnet, bei der sich ein Blutgerinnsel (Thrombus) in einem Gefäß mit vollständigem oder teilweisem Verschluss bildet." (Schewior-Popp et al., 2009, S. 267) Eine Thrombose kann sowohl in arteriellen als auch in venösen Blutgefäßen auftreten und muss intravital (während des Lebens) geschehen. (Menche et al., 2007, S. 361; Schewior-Popp et al., 2009, S. 267)

Thrombosen treten bevorzugt innerhalb des venösen Gefäßsystems des menschlichen Körpers auf. (Menche et al., 2007, S. 361) Daher bezieht sich diese Literaturarbeit speziell auf venöse Thrombosen, deren Symptome sowie die Verhinderung ebendieser durch pflegerische Prophylaxe.

Der Rückfluss des Blutes aus der Peripherie zum Herzen geschieht über Venen, welche physiologische Strukturen, die Venenklappen, besitzen. Diese Klappen, welche im Aufbau den Taschenklappen des menschlichen Herzens sehr ähnlich sind, verhindern das Zurückfließen von Blut nach distal, speziell in Venen, die unterhalb des Herzniveaus liegen (z.B. untere Extremitäten). Diese Venenklappen können in einem Abstand von einigen wenigen bis 20 Zentimetern angeordnet sein, was wiederum auf die Länge bzw. das Lumen der jeweiligen Vene zurückzuführen ist. (Faller, Schünke, 2008, S. 284)

Intakte Venenklappen bedeuten eine aktiv funktionierende Muskel-Venen-Pumpe, welche im Rücktransport des venösen Blutes zum Herzen ebenfalls eine wichtige Rolle spielt. (Menche et al., 2007, S. 361)

Durch die kontrahierende Skelettmuskulatur und den daraus resultierenden Druck, welcher auf die Venen wirkt, kommt es zur Kompression der Venenwände. Dieser Mechanismus bewirkt den Transport des Blutes zum Herzen hin, wobei hierfür, wie bereits beschrieben, intakte Venenklappen erforderlich sind. (Faller, Schünke, 2008, S. 284)

1.2 Risikofaktoren einer Thrombose

Als Risikofaktoren für die Bildung einer Thrombose nennen Menche et al. (2007, S. 361) neben höherem Lebensalter, welches bei operativ versorgten Patienten bei über 50 Jahren liegt, auch das Übergewicht (BMI über 25), eine Schwangerschaft, maligne Erkrankungen, schwere Infektionskrankheiten, frühere Thrombosen (u.a. das postthrombotische Syndrom), eine Sepsis sowie das Rauchen.

Eisele und Kinzl (2006, S. 8-13) nennen weiters das Geschlecht, Bettlägerigkeit/ Immobilität, Dehydratation, die Einnahme von oralen Kontrazeptiva und Cortikosteroiden als zu berücksichtigende Risikofaktoren.

Als Lokalisationen, an welchen Phlebothrombosen bevorzugt auftreten, lassen sich die tiefen Bein- und Beckenvenen eingrenzen, da diese, wie bereits beschrieben, unterhalb des Herzniveaus liegen (Fickus, 2004, S. 284). Als Grund dafür nennt Fickus (ebd.) die Kreuzung der linken Vena iliaca communis (gemeinsame Vene des Ileums) mit der rechten Arteria iliaca (Beckenarterie), wobei dies für die pflegerische Prophylaxe keinerlei Bedeutung hat.

Diesbezüglich ist an der linken unteren Extremität eine Häufung, welche anatomischen Strukturen zugrunde liegt, gegeben. Hier muss von einer Thrombophlebitis unterschieden werden, wobei es sich dabei um eine Thrombose in oberflächlichen Venen handelt. (Fickus, 2004, S. 284, 286)

Die ‚Virchow'sche Trias' – nach ihrem Entdecker Rudolf Virchow benannt – beschreibt drei Faktoren, welchen die Pathophysiologie der Entstehung einer Thrombose zugrunde liegt.

Rudolf Ludwig Karl Virchow (1821-1902) war deutscher Mediziner und ein Vertreter streng naturwissenschaftlicher Medizin. Er beschrieb 1856 diese Trias wie sie heute noch uneingeschränkt gilt. (Feuchtinger, 2001, S. 48; Fickus, 2004, S. 282)

„Risikofaktoren [...] sind alle Umstände, die einen oder mehrere Aspekte der Virchow'schen Trias beeinflussen." (Fickus, 2004, S. 288)

Im Weiteren werden diese Faktoren der erhöhten Thromboseneigung näher erklärt.

1.2.1 Blutströmungsverlangsamung (Kreislauffaktor)

Als einen der Faktoren der ‚Virchow'schen Trias' benennt Rudolf Virchow die Blutströmungsverlangsamung, den so genannten Kreislauffaktor.

Die Blutströmungsgeschwindigkeit ist von dem vorliegenden Hämatokrit sowie der Funktion der Muskel-Venen-Pumpe abhängig. Eine Veränderung dieser Einflussfaktoren kann zu einer Verlangsamung der Blutströmung und einem somit erhöhten Thromboserisiko führen. Als Hämatokrit wird der „Anteil der zellulären Bestandteile am gesamten Blutvolumen" (Pschyrembel, 2004, S. 701) bezeichnet. Ein hoher Hämatokritwert gilt als Ursache für visköseres (zäheres) Blut. Die erhöhte Viskosität geht mit einer Verschlechterung der Fließeigenschaften des Blutes einher. Weiters beeinflusst die Muskel-Venen-Pumpe die Blutströmungsgeschwindigkeit in hohem Maße. Die Funktion dieser Pumpe basiert auf der Pumpwirkung der Wadenmuskulatur, des Sprunggelenks sowie des Kniegelenks. Dabei wird auf umliegende Venen durch Kompression der umgebenden Skelettmuskulatur ein passiver Druck ausgeübt. Auf diese Weise wird der Transport des venösen Blutes zum Herzen ermöglicht. Ein erfolgreicher Bluttransport ist jedoch lediglich bei intakten Venenklappen gewährleistet. Unversehrte Venenklappen schützen vor einem – durch die Gravitation bedingten – Rückfluss des venösen Blutes.

Immobile Patienten, wie z.B. Patienten nach Unterschenkelfrakturen, speziell aber solche in der operativen Medizin, sind häufig von einer inaktiven Muskelpumpe betroffen. Dies beruht hauptsächlich auf der postoperativen Bettruhe. Die Inaktivität der Muskel-Venen-Pumpe hat eine verlangsamte Blutströmung zur Folge. Die Blutströmungsverlangsamung kann den Zustand der Stase (völliger Stillstand der Blutströmung) erreichen. Eine Thrombose tritt bevorzugt in

Gefäßarealen auf, in denen aufgrund anatomischer Voraussetzungen eine Blutströmungsverlangsamung physiologisch bedingt ist. Hierzu zählen besonders Verzweigungen der Venen (Gefäßgabelungen). (Fickus, 2004, S. 283f)

Da dieser Faktor als einziger der Komponenten aus der ‚Virchow'schen Trias' mittels pflegerischer Interventionen beeinflussbar ist, hat dieser einen sehr hohen Stellenwert in der pflegerischen Thromboseprophylaxe. (Menche et al., 2007, S. 362)

1.2.2 Gefäßwandschädigung (Wandfaktor)

Bei der Gefäßwandschädigung handelt es sich um einen weiteren Faktor der ‚Virchow'schen Trias'; dieser wird zudem als Wandfaktor bezeichnet.

Elektrische, thermische sowie chemische Reize sind dazu befähigt, Gefäßwände zu verändern und/ oder zu schädigen. Schädigungen der Intima (Gefäßinnenwand) – beispielsweise Risse – werden durch Gefäßquetschungen (z.B. im Rahmen eines Unfalls auftretend), Venenoperationen, inflammatorische Prozesse sowie Gefäßsklerose verursacht. Bei einer intakten Gefäßwand stoßen sich Blutbestandteile und Intima gegenseitig ab. Eine Gefäßwandschädigung hat eine Störung dieses physiologischen Abstoßungsprozesses, wie bereits beschrieben, zur Folge. Dadurch tritt eine vermehrte Thrombozytenadhäsion auf. Weiters erfolgt eine Aktivierung der adhärenten Thrombozyten, worauf diese mit der Freisetzung von gerinnungssteigernden Faktoren reagieren. Im Zuge dieses pathologischen Gerinnungsmechanismus wird die physiologische Inhibition der Thrombozytenaggregation weitgehend gehemmt. Dies bedeutet, dass Gerinnsel in zu geringem Ausmaß aufgelöst werden. (Fickus, 2004, S. 282)

1.2.3 Gerinnungsstörung (Blutfaktor)

Als dritten Faktor der Trias beschreibt Rudolf Virchow die Gerinnungsstörung, den Blutfaktor. Unter physiologischen Bedingungen befinden sich die Gerinnung und die Fibrinolyse beim Menschen im Gleichgewicht. Bei Aktivierung der Gerinnung strebt das gegenteilige System, die Fibrinolyse, die Wiederherstellung der Balance an und umgekehrt. Eine Störung dieses Gleichgewichtes zugunsten der Gerinnung kann die Entstehung von Thrombosen signifikant begünstigen.

Zahlreiche Betroffene leiden an Erkrankungen, die mit einer verstärkten Produktion von Fibrinogen sowie Fibrin einhergehen. Als weitere Ursache für dieses Ungleichgewicht gilt der Mangel an physiologischen Gerinnungsinhibitoren (bspw. Antithrombin III und Protein C). Aus beiden Ursachenkomplexen resultiert, wie bereits beschrieben, eine „Steigerung der Gerinnung" (Fickus, 2004, S. 283), die so genannte Hyperkoagulolabilität.
Des Weiteren sind Faktoren bekannt, welche das Auftreten einer Hyperkoagulolabilität fördern. Hierzu zählen u. a. eine Schwangerschaft, Bluthochdruck, Operationen mit ausgedehntem Weichteilschaden, inflammatorische Prozesse sowie eine Sepsis. (Fickus, 2004, S. 282f)

Aus oben genannten Fakten wird deutlich, dass physikalische Thromboseprophylaxe nur an einem dieser beschriebenen Hauptrisikofaktoren, nämlich der Blutströmungsverlangsamung, ansetzen kann. (Menche et al., 2007, S. 362) Um den Gefäßwandfaktor zu beeinflussen, muss beispielsweise Prävention von Gefäßsklerosen erfolgen. Zur Beeinflussung des Gerinnungsfaktors müssen ärztlich verordnete Maßnahmen in Form von Medikamenten gesetzt werden, welche wiederum mit physikalischen Prophylaxemaßnahmen kombinierbar sind. (AWMF, 2009, S. 30; Fickus, 2004, S. 290) Eine schematische Darstellung der ‚Virchow'schen Trias' ist unter Anhang 1 ersichtlich.

1.3 Klinisches Erscheinungsbild einer Thrombose

Da Pflegepersonen in der Regel für Patienten im stationären Bereich als erste Ansprechpartner gelten, falls Probleme, Schmerzen oder andere für den Patienten als bedeutend empfundene Symptome auftreten, ist es wichtig, über die nun folgenden Aspekte Bescheid zu wissen. Ausschließlich die Kenntnis des klinischen Erscheinungsbildes einer Thrombose ermöglicht eine gegebenenfalls notwendige zeitnahe Intervention. (Schewior-Popp et al., 2009, S. 270)
Weiters ist es Aufgabe der Pflegepersonen, den Patienten zu informieren und erkannte Komplikationen, wie beispielsweise Symptome einer Thrombose, an den Mediziner weiterzuleiten, welcher anschließend weiterführende Untersuchungen

veranlassen wird. Die Diagnosestellung und Therapieplanung obliegen jedoch dem Arzt. (Fickus, 2004, S. 284)

Weiters ist es bedeutsam, zu wissen, dass eine Thrombose in den Beinvenen häufig asymptomatisch auftritt und daher nur durch verschiedene Diagnoseverfahren – wie Ultraschall oder Phlebographie (röntgenologische Darstellung der Venen unter Kontrastmittelgabe) – nachzuweisen ist. (Behrens, Langer, 2010, S. 73)

Die venöse Thrombose, wobei hier meistens von einer tiefen Beinvenenthrombose ausgegangen werden kann, zeigt ein sehr variables Symptombild. Wie bereits einleitend erwähnt, verläuft eine Thrombose oftmals symptomlos bzw. sehr symptomarm. (Menche et al., 2007, S. 751)

Somit ist es wahrscheinlich, dass nur sehr selten alle folglich aufgelisteten Anzeichen einer Thrombose in der beschriebenen Kombination zu erkennen sind.

Häufig auftretende klinische Zeichen einer Thrombose sind: (Fickus, 2004, S. 284; Kamphausen, 2010, S. 71f; Menche et al., 2007, S. 751)

- ✓ Schwere- oder Spannungsgefühl, aber auch Parästhesien (Missempfindungen), wie Taubheitsgefühl, Ameisenlaufen, Kribbeln und Brennen in der betroffenen Extremität
- ✓ Belastungsabhängiger Waden- und Fußsohlenschmerz, besonders bei Dorsalflexion (Zehen in Richtung Fußrücken überstrecken)
- ✓ Spontan auftretender Schmerz in der Leiste, welcher bei Husten oder Pressen mit einschießenden Schmerzen in das betroffene Bein einhergeht
- ✓ Ziehender Schmerz, Druckschmerzhaftigkeit und Rötung entlang der betroffenen Vene (z.B. Fußsohle, Ferse hinter dem Fersenbein, Schienbeinkante, Kniekehle, Oberschenkel, Leistenbereich)
- ✓ Durch venöse Stauung bedingte Umfangzunahme der betroffenen Extremität, welche durch Messen an der jeweils dicksten Stelle beider Beine ermittelt wird
- ✓ Einseitig lokale Ödembildung aufgrund der Stauung durch behinderten venösen Abfluss
- ✓ Bläulich-rote Verfärbung der unter Spannung stehenden, glänzenden Haut

- ✓ Lokale Erwärmung bis Überwärmung aufgrund der Stauung
- ✓ Oberflächlich hervortretende Kollateralvenen (z.B. Prattsche Warnvenen an der Schienbeinkante, in der Scham- sowie Leistengegend)

Zu eben genannten Lokalsymptomen nennt Fickus (2004, S. 284) noch Allgemeinsymptome, wie ein Ansteigen der Pulsfrequenz sowie subfebrile Körpertemperatur, welche jedoch erst im fortgeschrittenen Stadium auftreten können.

1.4 Epidemiologische Daten

Epidemiologische Daten bezüglich der Inzidenz der Erkrankung Thrombose in Österreich werden laut Statistik Austria (Telefonat am 18.01.2011) nicht erhoben. Unter Inzidenz wird ein epidemiologisches Maß, welches die Anzahl an Neuerkrankungsfällen innerhalb eines bestimmten Zeitraumes – meist jedoch innerhalb eines Jahres – angibt, verstanden. (Pschyrembel, 2004, S. 882) Bei der Statistik Austria aufliegen würden lediglich die Hauptdiagnosen der Spitalsentlassungen, wobei hier die Phlebothrombose nicht explizit angeführt sei. Die Anzahl der Pulmonalembolien sei ebenfalls nicht signifikant, da nicht eindeutig feststehe, ob diesen jeweils Phlebothrombosen vorangegangen sind.

AWMF (2009, S. 21) stellt fest, dass die jährliche Inzidenz von tiefen Venenthrombosen in der Allgemeinbevölkerung bei 90 bis 130 Einwohnern, gerechnet auf 100.000, liegt. Hieraus ergibt sich ein Mittelwert von 0,1%, welcher jedoch in Alters- und Geschlechtsverteilung, ethnischer Zugehörigkeit und dem Vorhandensein von Risikofaktoren variiert.

Hierbei ist jedoch festzuhalten, dass zur Erhebung oben genannter Werte Studien aus verschiedenen Ländern der Welt, jedoch nicht Deutschland oder Österreich, Verwendung fanden.

Krankenhauspatienten weisen im Vergleich zu diesen deutlich höhere Inzidenzraten auf. (ebd.)

Die AWMF (Arbeitsgemeinschaft der Wissenschaftlichen Medizinischen Fachgesellschaften e.V.) ist das in Deutschland führende Netzwerk aus wissenschaftlichen sowie medizinischen Fachgesellschaften, die sich mit einer Reihe von Problemstellungen verschiedener medizinischer Fachgebiete befasst. Diese Arbeitsgemeinschaft erarbeitet Empfehlungen und Leitlinien zu fächerübergreifenden Fragestellungen der Medizin. Sie wurde 1962 gegründet und besteht derzeit aus 156 wissenschaftlichen Fachgesellschaften der Medizin. Ziel der AWMF ist eine leistungs- und zukunftsorientierte Weiterentwicklung der Medizin. (AWMF, 2011)

Eisele und Kinzl (2006, S. 13) nennen nachfolgende Werte bezüglich der Thromboseinzidenz im stationären Bereich.

Laut einer Studie von Straub (1989), worin die Wirksamkeit von Heparin in Bezug auf die Thromboseprophylaxe eindeutig nachgewiesen werden kann, war die Inzidenz einer venösen Thrombose bei Patienten ohne Thromboseprophylaxe signifikant höher (53,4%) als bei mit Heparin behandelten Patienten (27,4%), woraus sich ein, bei fehlender Prophylaxe, hohes Thromboserisiko ableiten lässt. (Eisele und Kinzl, 2006, S. 13)

In nachfolgender Tabelle wird die Häufigkeit von tiefen Beinvenenthrombosen in einigen Teilbereichen der operativen Medizin ohne Prophylaxe aufgeschlüsselt (Tabelle 1).

Tab. 1: Häufigkeit tiefer Beinvenenthrombosen in der operativen Medizin ohne Prophylaxe (AWMF, 2009, S. 22)

Medizinischer Teilbereich	Häufigkeit ohne Prophylaxe
Allgemeinchirurgie	15 bis 40%
Gynäkologie	
Urologie	
Neurochirurgie	
Orthopädie	40 bis 60%
Unfallchirurgie (Hüftverletzungen)	
Unfallchirurgie (Polytrauma)	40 bis 80%
Unfallchirurgie (Wirbelsäulenverletzungen)	60 bis 80%

Thromboseinzidenzen bei einer ausschließlichen Behandlung mit niedermolekularem Heparin werden mit 5-33,1% benannt. (Eisele und Kinzl, 2006, S. 13)

Behrens und Langer (2010, S. 73) setzen den Wert der Inzidenz von tiefen Thrombosen pro Jahr auf ca. 1,6 von 1000 Personen, den der nichttödlichen Pulmonalembolien auf 0,2 Personen aus 1000 fest. Tödliche Lungenembolien

erleiden 0,5 von 1000 Personen, wobei hier Patienten mit einer vorher nicht diagnostizierten Thrombose eingeschlossen sind.
Schätzungen zufolge beläuft sich die Zahl der aufgrund einer Lungenembolie Verstorbenen in Deutschland auf ca. 30.000 bis 40.000 pro Jahr. (Behrens, Langer, 2010, S. 73)
Da nie davon ausgegangen werden kann, dass thromboseprophylaktische Maßnahmen zu 100% wirksam sind, kann es für Pflegende durchaus bedeutsam sein, das oben beschriebene klinische Erscheinungsbild einer Phlebothrombose zu kennen, um Folgen und Komplikationen bestmöglich verhindern zu können.
Aus den vorangegangenen Aussagen ist deutlich die Wichtigkeit der pflegerischen Thromboseprophylaxe im operativen Bereich abzuleiten. (Eisele, Kinzl, 2006, S. 67)

1.5 Thromboseprophylaxe

Pflegerische Thromboseprophylaxe versucht mittels vorbeugender Maßnahmen eine Entstehung von Thrombosen im venösen System zu verhindern. (Kamphausen, 2010, S. 71) Aufgrund der klinischen Häufigkeit sowie der Möglichkeit pflegerischer Prophylaxe, muss (und kann) speziell Thromben in den tiefen Bein- und Beckenvenen entgegengewirkt werden. (Schewior-Popp et al., 2009, S. 267)
Mit physikalischer Thromboseprophylaxe kann lediglich auf die Blutströmungsgeschwindigkeit, also den Kreislauffaktor, eingewirkt werden.
Weiters gibt es die Möglichkeit einer medikamentenbasierten Thromboseprophylaxe laut ärztlicher Verordnung. (Menche et al., 2007, S. 362)
Auch Pflegende können bei medikamentöser Prophylaxe mitwirken, welche den Faktor der Blutgerinnung betrifft. Hierbei spielt, nach der Verabreichung oraler Antikoagulantien, speziell das subkutan injizierte niedermolekulare Heparin eine bedeutende Rolle. (AWMF, 2009, S. 34) Diese Medikamente dürfen lt. GuKG §15 Abs. 3, 5 ausschließlich nach schriftlicher Anordnung durch einen Arzt verabreicht werden. Hierbei liegt die Durchführungsverantwortung im Bereich der Pflegekraft. (RIS, 2010, S. 1285f; Fickus, 2004, S. 290)

Menche et al. (2007, S. 362) nennen fünf Bausteine der Thromboseprophylaxe, welche in den Kompetenzbereich der Pflege fallen.

Hierzu zählen unter anderem (Früh-) Mobilisation, Lagerungen, Ausstreichen der Venen, rückstromfördernde Gymnastik sowie Venenkompression.

Gesondert zu erwähnen ist die Beratung und Schulung des Patienten, sowohl in der den Gefäßwandfaktor betreffenden Hinsicht als auch bei der Durchführung der thromboseprophylaktischen Maßnahmen. Hierzu könnte ein Informationsblatt dienlich sein. Die Effektivität und die Häufigkeit der Übungen sollten dabei durch den Pflegenden erfasst und dokumentiert werden. (ebd.)

Trotz adäquater Prophylaxe ist es nicht immer sicher, dass eine Thrombose zu 100% verhinderbar ist. (Eisele, Kinzl, 2006, S. 67)

Um das postoperative Thromboserisiko möglichst genau beurteilen zu können, gibt es standardisierte Skalen zu dessen Erhebung. (Fickus, 2004, S. 288)

Da die Einschätzung speziell nach einer Operation von enormer Wichtigkeit ist, wird in dieser Arbeit ausschließlich der postoperative Zeitraum betrachtet. Dieser ist in der operativen Medizin besonders von Bedeutung, da postoperativ, aufgrund der Gefäßwand- und Weichteilverletzung, die Thromboseneigung zusätzlich erhöht ist. (AWMF, 2009, S. 29)

Der Vollständigkeit halber soll jedoch erwähnt werden, dass zudem Einschätzungsinstrumente zur Erfassung des prä- sowie intraoperativen Risikos, aber auch Instrumente für den konservativen Akutbereich, existieren.

Die Anwendung von Assessmentskalen zur individuellen Risikoeinschätzung einer Thrombose wird sich in dieser Arbeit in einem später folgenden Kapitel besonderer Aufmerksamkeit erfreuen.

Eisele und Kinzl (2006, S. 11) geben als vorherrschenden Grund für Beinvenenthrombosen die Bettlägerigkeit über drei Tage an. Hierbei steigt die Anzahl der Todesfälle nach Verkehrsunfällen direkt proportional zu den Tagen der Bettlägerigkeit der Patienten. Somit stehen diese beiden Faktoren in direktem Zusammenhang. Daher kann in der operativen Medizin postoperativ ein bedeutsam höheres Thromboserisiko als vor der Operation bestehen. Da sich Patienten mit Bettruhe, Immobilisationen, höherem Lebensalter oder starkem Übergewicht – um einige Beispiele zu nennen – postoperativ meist in stationärer

Behandlung befinden, kann die Verantwortung zur Thromboseprophylaxe von einer Pflegeperson übernommen werden.
Diese ist ebenso dafür verantwortlich, den Patienten auf die Zeit nach der Entlassung vorzubereiten, zu beraten und zu schulen.
Hierbei fließen zudem die Aufklärung über Krankheitszeichen, wie im Nachfolgenden erwähnt, sowie die gemeinsame Planung der Maßnahmen zu Hause oder das Erlernen der Injektionstechnik mit ein. (Fickus, 2004, S. 299f)
Um die Wichtigkeit der Thromboseprophylaxe **vor Symptombeginn**, sowohl allgemein als auch postoperativ, darzulegen, beschreibt Kamphausen (2010, S. 73) den Entstehungsverlauf einer venösen Thrombose, welcher in Tabelle 2 nachzulesen ist.

Tab. 2: Entstehungsverlauf einer Venenthrombose (Kamphausen, 2010, S. 73)

1. bis 3./5. Tag	Beginn der Thrombosebildung. Thrombus ist noch nicht fest mit der Gefäßwand verbunden. Gefahr der Lösung und Verschleppung des Thrombus. In diesem Stadium besteht größte Emboliegefahr!
3./5. bis 14. Tag	Auftreten erster Thrombosesymptome. Der Thrombus verwächst mit der Gefäßwand, dadurch wird die Emboliegefahr geringer.
Ab 14. Tag	Der Thrombus ist fest mit der Gefäßwand verwachsen. Es besteht keine Emboliegefahr mehr.

Hieraus ist ersichtlich, dass die Emboliegefahr an den symptomlosen Tagen am größten ist. Diese Tage sind mit Tag eins bis Tag fünf nach Beginn der Thrombusbildung definiert.
Wie weiter aus obiger Tabelle zu entnehmen ist, sinkt die Emboliegefahr mit dem Auftreten erster thrombosebezogener Krankheitssymptome, bis sie schließlich ab dem 14. Tag ganz verschwindet.
Aus diesen Tatsachen geht die Notwendigkeit, prophylaktisch zu handeln, deutlich hervor. (Kamphausen, 2010, S. 73)

1.6 Problemstellung und Zielsetzung

Um eine adäquate Einschätzung des individuellen Thromboserisikos eines Patienten zu erhalten, dient grundlegend eine sehr umfangreiche Informationssammlung durch das Pflegepersonal, welches den Patienten gezielt nach bereits genannten Risikofaktoren befragt. (Menche et al., 2007, S. 361f)

Aufgrund einiger Studien wurde bewiesen, dass auch Patienten, welche sich in stationärer Behandlung befanden, hinsichtlich ihres Thromboserisikos nicht richtig eingeschätzt wurden. (Schewior-Popp et al., 2009, S. 268)

Da, wie bereits ausführlich erläutert, ohne Prophylaxe eine venöse Thrombose im stationären Bereich sehr häufig ist, die Folgen gravierend, ja sogar letal sein können, ist es von großer Wichtigkeit, prophylaktische Maßnahmen zur Vermeidung einer Thrombose zu ergreifen, ob aus ärztlicher oder pflegerischer Sicht. (AWMF, 2009, S. 22)

Zumal viele Möglichkeiten hierfür bestehen, es große Mengen an Literatur gibt und bekanntlich nicht jeder Patient gleichermaßen gefährdet ist, kann es sich schwierig erweisen, Patienten richtig einzuschätzen. Maßnahmen in weiterer Folge so zu setzen, um eine tatsächliche Erkrankung während des stationären Aufenthaltes zu verhindern, ist ohne eine adäquate Risikoerhebung kaum möglich.

Ziel dieser Arbeit ist es, eine möglichst praxisorientierte Übersicht über die Möglichkeiten der Risikoeinschätzung, der pflegerischen (auch: physikalischen) Prophylaxe sowie die Möglichkeiten einer sinnvollen Kombination von pflegerischer und ärztlicher Thromboseprophylaxe – im Sinne des interdisziplinären Tätigkeitsbereichs (GuKG, §16) – anhand der recherchierten Literatur darzustellen.

2 Methodik

Das folgende Kapitel dient der Darstellung der Forschungsfragen, welche im Rahmen dieser Fachbereichsarbeit behandelt werden. Weiters wird die bei der Literatursuche angewandte Vorgangsweise erläutert.

2.1 Fragestellung

Um das Thema dieser Arbeit strukturiert bearbeiten zu können, wurden folgende Forschungsfragen, welche anschließend in Kapitel 3 ‚Ergebnisse' dargelegt werden, gewählt:

- Welche Assessmentinstrumente dienen der Erfassung des postoperativen Thromboserisikos?
- Welche pflegerischen Interventionen zur postoperativen Thromboseprophylaxe existieren und welche Bedeutung/ Wirkung haben diese?

Die Gliederung der Ergebnisse in Kapitel 3 erfolgte anhand der hier angeführten Forschungsfragen.

2.2 Literaturrecherche

Für die vorliegende Arbeit beschränkte sich die Literatursuche primär auf das Internet, wobei die nicht einsehbaren Studien und/ oder Bücher anschließend mittels Handsuche – z.B. in der medizinischen Buchhandlung ‚Sorger' in Salzburg oder in der Schulbibliothek der ‚Gesundheits- und Krankenpflegeschule Schwarzach' – ausfindig gemacht und zum Teil verwendet wurden. Die Literaturrecherche inkludierte ausschließlich Quellen, welche das Themengebiet der venösen Thrombose behandeln, wobei deutsch- sowie englischsprachige Literatur gleichermaßen Verwendung fand.

Im Rahmen der Internetsuche wurde hauptsächlich mithilfe der Suchmaschine ‚Google Scholar' recherchiert. Die hierbei angewandten Schlüsselbegriffe lauteten folgendermaßen: „venöse Thrombose", „pflegerische Thromboseprophylaxe", „Heparinisierung", „operativer Akutbereich", „Bausteine der Thromboseprophylaxe", „Virchow'sche Trias" und „Assessment Thrombose". Diese wurden sowohl einzeln als auch in unterschiedlichen Kombinationen eingesetzt.

Für den Erhalt englischsprachiger Literatur fand vor allem die Suchdatenbank „MedLine" Anwendung. Die daraus erhaltenen Dokumente wurden in Anbetracht ihrer Qualität sowie Nützlichkeit für die vorliegende Fachbereichsarbeit selektiert.

Des Weiteren wurden Artikel aus aktuellen Ausgaben der Fachzeitschriften „Die Schwester Der Pfleger", „Pflege" sowie der Onlinedatenbank „PrInternet" in diese Arbeit eingebaut.

In einem weiteren Schritt wurden die Literaturverzeichnisse der gefundenen Literatur auf zusätzliche nützliche Quellen durchgesehen.

Aus dieser Suchstrategie resultierte die Auswahl der für die vorliegende Fachbereichsarbeit relevanten Literatur.

3 Ergebnisse

Im nachfolgenden Kapitel werden die aus der zuvor beschriebenen Literatursuche hervorgegangenen und für diese Arbeit als relevant empfundenen Quellen strukturiert bearbeitet.

In Anbetracht der Menge an verfügbaren Quellen bezüglich pflegerischer Thromboseprophylaxe wird hierfür lediglich die postoperative Zeitspanne mit Assessmentmöglichkeiten und pflegerischen Interventionen beleuchtet.

Als die postoperative Zeitspanne wird in dieser Arbeit die Zeit nach der erfolgten Operation bis zur Entlassung des Patienten aus der stationären Behandlung in die häusliche Pflege, in ein Seniorenheim oder ähnliche Einrichtung, angesehen. Da sich die Patienten in der postoperativen Phase meist in stationärer Behandlung befinden, ist für deren pflegerische Betreuung nach dem Pflegeprozess, welcher u.a. sämtliche Prophylaxen umfasst, der gehobene Dienst für Gesundheits- und Krankenpflege lt. §14 GuKG verantwortlich. (RIS, 2010, S. 1285)

In den Textabschnitten des folgenden Kapitels wird schwerpunktmäßig auf verschiedene Assessmentinstrumente für die Erhebung des individuell definierten Thromboserisikos, auf die Effektivität pflegerischer Interventionen sowie die Möglichkeit der Kombination aus dieser und ärztlich verordneten Medikamenten eingegangen. Die Strukturierung dieser Unterkapitel richtet sich nach den unter Kapitel 2 aufgelisteten Forschungsfragen.

3.1 Assessmentinstrumente zur Einschätzung des Thromboserisikos

Da sich das Risiko eines Patienten, eine Thrombose zu erleiden, wie bereits in der Einleitung ausführlich erläutert, aus drei Hauptrisikofaktoren zusammensetzt und daher individuell ist, gibt es Assessmentinstrumente zur Erfassung dieses Thromboserisikos. (Fickus, 2004, S. 288f)

Als Assessment wird ein Zusammentragen von Informationen anhand standardisierter Schemata verstanden, um eine Abschätzung vornehmen, oder das Ausmaß vorhandener oder verlorener Fähigkeiten einschätzen zu können. (Pschyrembel, 2004, S.152)

Ein solches Instrument soll nach Schewior-Popp et al. (2009, S. 269) objektiv, zielgerichtet, vorausschauend und systematisch sein.
Idealerweise erfolgt die Einschätzung des Thromboserisikos individuell und in Zusammenarbeit von Patienten, Pflegenden und Medizinern. (Fickus, 2004, S. 288)
Ein hohes Risiko einer Thrombose ist nicht immer auf den ersten Blick zu erkennen. (Schewior-Popp et al., 2009, S. 268) Daher empfehlen nationale und internationale Fachkreise, ein so genanntes Screening aller Patienten bei der Aufnahme in die stationäre Behandlung durchzuführen, ohne eine Vorauswahl zu treffen. (Autar, 2003, S. 114) Beispielsweise kann ein selbstständiger, mobiler Patient, der an einer malignen Tumorerkrankung leidet und raucht oder übergewichtig ist, ein durchaus hohes Risiko einer Thrombose haben. (Schewior-Popp et al., 2009, S. 268)
Um einen Patienten in der Gefährdung, eine Thrombose zu erleiden, einzuschätzen, existieren Assessmentinstrumente, woraus nun einige, für diese Arbeit relevante vorgestellt und kurz erklärt werden.
AWMF (2009, S. 27) beschreibt eine in der klinischen Routine oftmals gewählte Kategorisierung des Risikos einer tiefen Beinvenenthrombose in drei Risikostufen. Diese Dreiteilung, in ein niedriges, mittleres und ein hohes Thromboserisiko, ist nicht durch Studien belegbar und folgt daher meist praktischen Erwägungen jener Person, welche die Einschätzung vornimmt. Basierend auf dieser Einteilung können anschließend therapeutische Maßnahmen gesetzt werden, ob pflegerischer oder medikamentöser Natur. Diese Klassifizierung lässt zudem die Möglichkeit zu, einzelne Personen sowie Patientengruppen (z.B. Patienten mit Unterschenkeltraumata) in deren Thromboserisiko zu kategorisieren und Maßnahmen zu planen.
Die Kategorisierung geschieht durch eine Auflistung von Faktoren, an welchen ablesbar ist, wie thrombosegefährdet ein Patient tatsächlich ist. Dies ist das einzige Einschätzungsinstrument, welches nicht mit einzelnen Aussagen oder Fragen und dazu zugeordneten Punktewerten arbeitet. (ebd.)

Tab. 3: **Risikofaktoren (Beispiele) für die drei Kategorien (AWMF, 2009, S. 28)**

	Operative Medizin	**Nicht-operative Medizin**
Niedriges Risiko	- Kleine operative Eingriffe - Verletzungen ohne/ mit geringem Weichteilschaden - Kein höheres Risiko in der nicht-operativen Kategorie	- Infektion oder akut-entzündliche Erkrankung ohne Bettlägerigkeit - zentralvenöse Katheter/ Portkatheter - Kein höheres Risiko in der operativen Kategorie
Mittleres Risiko	- Länger dauernde Operation - Immobilisation der unteren Extremität über Gelenke - Gelenkschirurgie an der unteren Extremität - Kein höheres Risiko in der nicht-operativen Kategorie	- akute Herzinsuffizienz (NYHA III/ IV) - akut dekompensierte, schwere COPD ohne Beatmung - Infektion oder akut-entzündliche Erkrankung mit strikter Bettruhe - stationär behandlungsbedürftige maligne Erkrankung - Kein höheres Risiko in der operativen Kategorie
Hohes Risiko	- Große Eingriffe in Bauch- oder Beckenregion - Polytrauma - schwere Verletzungen der WS, des Beckens und/ oder der unteren Extremität - größere operative Eingriffe in Körperhöhlen der Brust-, Bauch- und/ oder Beckenregion	- Schlaganfall mit Beinparese - akut dekompensierte, schwere COPD mit Beatmung - Sepsis - schwer erkrankte Patienten mit intensivmedizinischer Behandlung

Aus Tabelle 3 ist ersichtlich, welche operativen und nicht-operativen Faktoren das Thromboserisiko im stationären Bereich beeinflussen. Dabei muss erwähnt werden, dass in der operativen Medizin auch nicht-operative Faktoren eine zusätzliche Erhöhung des Risikos bedeuten können. (AWMF, 2009, S. 27f)

Anhand dieser drei Kategorien kann demnach eine Einstufung der Thrombosegefährdung vorgenommen und die Indikation der Maßnahmen zur Thromboseprophylaxe gestellt werden. (AWMF, 2009, S. 29)

Hierbei wird zwischen Basismaßnahmen, physikalischen Maßnahmen und medikamentöser Thromboseprophylaxe unterschieden. Basismaßnahmen, wie z.B. die postoperative Frühmobilisation, Bewegungsübungen oder die Anleitung zu Eigenübungen des Patienten, sollten für Patienten mit niedrigem Thromboserisiko angewandt werden. Bei Vorliegen von mittlerem oder hohem Thromboserisiko sollte auf eine (zusätzliche) medikamentöse Therapie nicht verzichtet werden. In allen der drei Risikostufen können außerdem physikalische Maßnahmen, wie medizinische Thromboseprophylaxestrümpfe oder intermittierend pneumatische Kompression, zur Anwendung kommen. (AWMF, 2009, S. 29) Diese vorab genannten Maßnahmen werden in ihrer Wirkung später näher erläutert.

Als ein weiteres Assessmentinstrument nennt Fickus (2004, S. 289) den ‚Frowein-TVT-Score zur Einschätzung des Thromboserisikos', welcher, wie aus Anhang 3 ersichtlich ist, sowohl eine qualitative als auch eine quantitative Beurteilung von Risikofaktoren zulässt. Als Score wird ein geschätzter oder gemessener Zahlenwert verstanden. (Pschyrembel, 2004, S. 1660)

Im Rahmen der Anamneseerhebung lässt sich das individuelle Thromboserisiko eines Patienten schnell und einfach abschätzen. (Schewior-Popp et al., 2009, S. 269) Hierbei wird, orientiert an den drei Faktoren von Virchow, mittels insgesamt 20 Risikofaktoren und je drei Auswahlmöglichkeiten eine Punktezahl errechnet. Je höher die ermittelte Punktezahl ist, desto höher ist der Gefährdungsgrad des Patienten. Wie in der Legende des Scores nach Frowein beschrieben, differenziert dieser Score zwischen keinem (null errechnete Punkte) bis zu hohem (sieben oder mehr Punkte) Thromboserisiko. Der Grad der ermittelten Thrombosegefährdung kann als Entscheidungshilfe bei der Auswahl der prophylaktischen Maßnahmen dienen. Als ein weiterer Vorteil dieses Assessments ist die Evaluierbarkeit zu nennen, da Platz für bis zu vier Reevaluationen ist. (Fickus, 2004, S. 289)

Schewior-Popp et al. (2009, S. 270) stellen fest, dass Änderungen des individuellen Thromboserisikos, z.B. neu aufgetretene Immobilität/ Immobilisation durch Bettruhe/ Gips, während des stationären Aufenthaltes möglich sind. So kann es erforderlich sein, solche Erhebungen mehrmals während des stationären Aufenthaltes durchzuführen.

Kamphausen (2010, S. 74) rät jedoch dazu, den ‚Frowein-TVT-Score' nicht für eine Verlaufskontrolle zu verwenden, wobei Gründe dafür nicht genannt werden.
Ricky Autar gestaltet ebenfalls eine Skala zur Einschätzung des individuellen Thromboserisikos. Erstmals beschrieben wird die ‚Autar-DVT-Scale' (Autar-deep-vein-thrombosis-Scale) 1994, um das Risiko der Patienten möglichst rasch einzuschätzen und die erforderlichen Maßnahmen zu planen. Studien belegen jedoch, dass Patienten falsch hoch eingestuft werden und empfehlen eine Reevaluation. (Autar, 2003, S. 115f) Um diese falsch hohen Werte zu korrigieren, publiziert Autar 2002 eine überarbeitete und in den Unterpunkten modifizierte ‚new Autar-DVT risk assessment Scale', welche sich im Anhang 4 befindet. (Autar, 2003, S. 120) Sie besteht aus sieben Subskalen, welche in ihrer die Thrombose beeinflussenden Eigenschaft verändert wurden. Weiters ermöglicht sie eine Einschätzung des individuellen Thromboserisikos in weniger als drei Minuten.
Kamphausen (2010, S. 285) publiziert eine aus dem Englischen übersetzte Version der Skala von 2002. Auch Müller et al. (2010, S. 117) veröffentlichen eine Übersetzung in einer Studie zur Evaluierung der Praktikabilität der deutschen ‚Autar-DVT-Skala', wie unter Anhang 5 ersichtlich ist.
Um die Möglichkeit der Verwendung beider in der Praxis offen zu lassen, wurden beide Skalen in den Anhang eingefügt, wobei zu vermerken ist, dass die von Müller et al. ins Deutsche übersetzte Studie „mit Einschränkungen als ein praktisch anwendbares Instrument für die Pflege" (Müller et al., 2010, S. 116) beschrieben wird.
Hieraus kann die Empfehlung gegeben werden, die englische der deutschen Version vorzuziehen, ausreichende Sprachkenntnisse vorausgesetzt. (Autar, 2003, S. 121)
Die ‚Messskala zu Festlegung der Thrombosegefährdung' von Peter Kümpel ist das dritte Assessmentinstrument zur Erfassung des Thromboserisikos. Ebenso wie der ‚Frowein-TVT-Score' und die ‚Autar-DVT-Scale' basiert diese auf der ‚Virchow'schen Trias'. Hierbei werden der Trias Krankheitsbilder oder Phänomene, die in Beziehung zu der Thromboseneigung stehen, zugeordnet. (Feuchtinger, 2001, S. 48)

Ein Kriterium für die Auswahl der Phänomene war, dass die Einschätzung mit einfachen Mitteln und mit dem Fachwissen einer Pflegeperson möglich ist. Die Erhebung sollte wiederum ohne größere Kosten, mit geringem Zeitaufwand und auf einfache Weise durchführbar sein. Anhand dieser Vorgaben entwirft Peter Kümpel im Jahr 1995 die im Anhang 2 befindliche Skala. (ebd.)

Mithilfe der im Fragebogen konkret definierten Aussagen kann der Pflegende einen Punktewert ermitteln, um das Thromboserisiko einzuschätzen.

Im Hinblick auf die Indikationsstellung einer medikamentösen Thromboseprophylaxe empfehlen Eisele und Kinzl (2006, S. 56) die Verwendung eines Scores, welcher aus der medizinischen Praxis stammt. Dieser bietet eine Möglichkeit, die Indikation für Thromboseprophylaxe mit Heparin zu stellen. Da dieser Score durchaus auch durch Pflegepersonen erhoben werden kann, wird er im Folgenden kurz vorgestellt. Genannt werden acht Hauptfaktoren, welche durch unterschiedliche Punktezahlen gewichtet werden. Eine Indikation liegt dann vor, wenn der Punktescore negativ (d.h. kleiner null) ist. Aus Abbildung 1 ist ersichtlich, wie Risikofaktoren und Punktewerte korrelieren.

Das thrombosegefährdete Intervall wird vom Verletzungszeitpunkt bestimmt, da der Thrombus bis zu seiner vollständigen Organisation ca. 14 Tage benötigt. (Eisele und Kinzl, 2006, S. 56f)

Zeitpunkt der Verletzung	
– vor bis zu 3 Wochen	–2
– vor mehr als 3 Wochen	0
Lokalisation der Verletzung	
– untere Extremität, Becken, LWS/BWS, Thorax, Abdomen	–2
– andere Lokalisation	0
Venöse Intimaverletzung/schwerer Weichteilschaden	
– untere Extremität, Becken, LWS/BWS, Thorax, Abdomen	
– vor bis zu 3 Wochen	–1
– vor mehr als 3 Wochen	0
– andere Lokalisation	0
Mobilisation	
– frei funktionell 200N Teilbelastung + OSG-Beweglichkeit 20°	+3
– Teilbelastung unter 200N und/oder OSG-Bewegung <20°	0
Atmung	
– frei	+1
– eingeschränkt	0
Selbstversorger	
– wohnt zuhause u. versorgt sich selbst, 6 h mobil	+1
– versorgt sich nicht selbst	0
Summe der Punkte <0: Indikation zur med. TP	

Abb. 1: Score zur Indikationsstellung von medikamentöser Thromboseprophylaxe (Eisele und Kinzl, 2006, S. 56)

Die Lokalisation der Verletzung wiederum kann den venösen Rückfluss beeinträchtigen. Eine Verletzung der venösen Intima im tiefen Venensystem stellt unter dem erstgenannten Aspekt im Score (untere Extremität, Becken, BWS, LWS, Thorax, Abdomen) eine klare Indikation zur medikamentösen Thromboseprophylaxe mit Heparin dar. Da die Funktion der Muskel-Venen-Pumpe bei Mobilität gegeben ist, erhält diese einen verhältnismäßig hohen Punktewert. Die Atemsituation wird bei Mehrfachverletzungen oftmals zum Fokus der Behandlung, wobei die jedoch ebenso wichtige Thromboseprophylaxe eher vernachlässigt wird. Daher wird auch sie in diesem Score gewichtet. Die Selbstständigkeit des Patienten ist ebenso von großer Bedeutung, da dessen Eigenständigkeit, z.B. in der Mobilität, mit einer gewissen thromboseprophylaktischen Eigenschaft vergleichbar ist. (ebd.)

Um nach der Einschätzung der Risikofaktoren auch die Dokumentationspflicht lt. §5 Abs. (2) zu erfüllen, müssen die angewandten Scores ausgefüllt in die Krankengeschichte abgelegt und aufbewahrt werden, da diese im Rahmen der Pflegeanamnese erhoben werden. (RIS, 2010, S. 1282)

Weiters ist es wichtig, risikoadaptiert den Umfang der zu ergreifenden Maßnahmen zu bestimmen und diese umzusetzen. (AWMF, 2009, S. 29) Je nach Skala, welche angewandt wird, kann auch das Ablesen der zu setzenden pflegerischen Maßnahmen reichen. So gibt bspw. Autar (2003, S. 120) dezidiert Maßnahmen für die verschiedenen Risikostufen vor.

Um diese pflegerischen Maßnahmen adäquat durchführen zu können, ist es unumgänglich, die Bausteine der Thromboseprophylaxe, welche im nachfolgenden Kapitel näher erläutert werden, zu kennen.

3.2 Maßnahmen zur physikalischen Thromboseprophylaxe

Die Thromboseprophylaxe gliedert sich in sechs Bausteine, welche sich grundlegend in fünf pflegerische und eine ärztliche Maßnahme unterteilen. (Feuchtinger, 2001, S. 48)

„Pflegerische Ziele beziehen sich vor allem auf die Verbesserung des venösen Rückflusses, da Gerinnungseigenschaften und Venenwandschädigungen [...] nur schwer zu beeinflussen sind." (Menche et al., 2007, S. 362)

Wie bereits erwähnt, ist der Kreislauffaktor Hauptansatzpunkt pflegerischer thromboseprophylaktischer Maßnahmen. (Fickus, 2004, S. 290) Schewior-Popp et al. (2009, S. 271) nennen dazu zwei Prinzipien: Die Kompression der oberflächlichen Venen und die Aktivierung der Muskelpumpe.

Solche physikalischen Maßnahmen zielen auf die Erhaltung bzw. Steigerung des venösen Rückflusses ab. Es existieren dazu viele Maßnahmen, wobei diese in ihrer Effektivität unterschiedlich sind. (Fickus, 2004, S. 290)

Grundsätzlich sollten allgemeine Empfehlungen zur Prophylaxe von Thrombosen immer berücksichtigt werden. Immobilisierende Maßnahmen sollten stets auf einer kritischen Indikationsstellung, einem kurzen Immobilisationszeitraum und einem möglichst kurzen Intervall zwischen Trauma und Operation beruhen. Weiters ist es von Bedeutung, auf etwaige Kontraindikationen zu achten, welche – falls vorhanden – bei den jeweiligen Maßnahmen gesondert angeführt werden. (AWMF, 2009, S. 30)

Eine Limitation pflegerischer Maßnahmen stellt eine diagnostizierte manifeste Thrombose dar, da diese zu einem Losreißen des Thrombus und letztendlich zu einer Lungenembolie führen können. Demnach sollten solche Maßnahmen von Pflegenden nur nach ärztlicher Anordnung durchgeführt werden. (Schewior-Popp et al., 2009, S. 271)

Fickus (2004, S. 290f) publiziert eine Tabelle, aus welcher die Effektivität, also die venöse Rückstromförderung, bei verschiedenen Lagerungen und Übungen entnommen werden kann. Daraus ist der Prozentsatz der Strömungsgeschwindigkeit des venösen Blutes im Vergleich zur flachen Rückenlage ersichtlich, welche 100% darstellt. Dieser wurde in den Beinen sowie im Becken gemessen. Die einzelnen Werte sind Anhang 2 zu entnehmen.

In den folgenden Unterkapiteln werden pflegerische Interventionen zur postoperativen Thromboseprophylaxe, mit ihren Vor- und Nachteilen, sowie Durchführung und mögliche Kontraindikationen beschrieben. Da die Planung der Pflege sowie die Entscheidung über zu treffende pflegerische Maßnahmen im Pflegeprozess verankert sind und somit für Pflegepersonen als verpflichtend gelten, können nachfolgende Maßnahmen eigenverantwortlich geplant und durchgeführt werden. (RIS, 2010, S. 1285) Zusätzlich sollte Rücksprache mit dem Arzt bezüglich operationsspezifischer Kontraindikationen gehalten werden. (Fickus, 2004, S. 290)

3.2.1 Postoperative Frühmobilisation und Mobilisation

Die erste und wichtigste Maßnahme zur postoperativen Thromboseprophylaxe ist die Frühmobilisation des Patienten. Diese soll bereits am Operationstag erfolgen, soweit Zustand und ärztliche Anordnungen dies nicht verbieten. (Menche et al., 2007, S. 382)

Je nach Eingriff und Verfassung des Patienten müssen Einschränkungen in der Belastbarkeit des Operationsgebietes sowie des Herz-Kreislaufsystems beachtet werden. (Fickus, 2004, S. 291) Aus diesem Grund kann Frühmobilisation auch später (bspw. am 1. postoperativen Tag) geschehen. (Fickus, 2004, S. 294)

Effektive Thromboseprophylaxe findet erst statt, wenn sich der Patient aktiv bewegt oder geht, da, wie in Anhang 2 nachzulesen, z.B. im Stehen lediglich eine Abnahme des venösen Rückflusses gegeben ist. (Schewior-Popp et al., 2009, S. 275; Menche et al., 2007, S. 362) Erst durch aktive Bewegung des Patienten wird die Muskelpumpe angekurbelt. (Fickus, 2004, S. 295)

Weiters sollten das Abknicken der Leisten und Kniekehlen im Sitzen vermieden und eine Aufrechthaltung des Oberkörpers angestrebt werden. (Fickus, 2004, S. 295; Schewior-Popp et al., 2009, S. 275) Bei korrekter Durchführung stellt auch Treppensteigen eine günstige Maßnahme aufgrund verschiedener Bewegungsabläufe dar.

Hierbei ist von hoher Bedeutung, dass die Übungen korrekt durchgeführt werden. So sind bspw. das richtige Abrollen des Fußes beim Gehen sowie die aufrechte Haltung beim Treppensteigen von großer Wichtigkeit, um die Aktivität der Muskel-Venen-Pumpe so groß wie möglich zu halten. (Fickus, 2004, S. 292)

Ist das Gehen aufgrund verschiedener Einflussfaktoren nicht möglich, so kann ein auf der Stelle Treten diese Mobilisation zumindest annähernd imitieren. (Menche et al., 2007, S. 362) Zu dieser Maßnahme nennen Menche et al. (ebd.) eine Einschränkung: bei bestehender tiefer Beinvenenthrombose ist vor der Mobilisation Rücksprache mit dem behandelnden Arzt zu halten und gegebenenfalls auf andere Maßnahmen zurückzugreifen.

Die genannte Maßnahme ist sehr gut mit angelegtem Kompressionsverband oder angezogenen Antithrombosestrümpfen (ATS) kombinierbar. (Mensdorf, 2008, S. 102)

Durchaus stellt die Frühmobilisation eine Maßnahme dar, welche(r) in der Praxis eine große Bedeutung zugemessen wird und sich darüber hinaus auch auf einfache Weise in den pflegerischen Alltag integrieren lässt. (Ewers, 2005, S. 434)

Aufgrund der körperlichen Anstrengung beim Durchführen der angeführten Übungen vertieft sich sogleich auch die Atmung, welche eine Art Sogwirkung im Thorax entstehen lässt und somit den venösen Rückstrom begünstigt. (Fickus, 2004, S. 291) Atemübungen beschleunigen den venösen Rückfluss nur kurzfristig und spielen für Thromboseprophylaxe im eigentlichen Sinn nur eine untergeordnete Rolle. (Ewers, 2005, S. 432)

3.2.2 Postoperative Lagerung

Wie Anhang 2 zeigt, wird durch eine Hochlagerung der unteren Extremitäten eine der besten Steigerungen der Strömungsgeschwindigkeit erzeugt. Hierbei ist zu erwähnen, dass diese Maßnahmen nicht nur bei immobilen, nicht selbstständigen Patienten von Vorteil sind.

Gelagert soll hier die operierte und/ oder nicht operierte untere Extremität werden, wobei es besser ist, wenn sich der Patient bei eigenständiger Mobilität im Raum umher bewegt. (Ewers, 2005, S. 432)

Menche et al. (2007, S. 362) geben an, ein um 20° erhöhtes Lagern der Beine sei die von den Patienten am meisten tolerierte Maßnahme.

Hierbei nennen Menche et al. (ebd.) jedoch einige Aspekte zur Beachtung:
Das Lagern der Beine ohne Abknickung stellt einen sehr wichtigen Punkt dar. Zu starke Beugung in Knie- sowie Hüftgelenk sowie erhöhter Druck in den Kniekehlen durch z.B. Lagerungshilfen soll vermieden werden. (Mensdorf, 2008, S. 102)
Als klare Kontraindikationen der Hochlagerung nennt Fickus (2004, S. 294) eine bestehende Herzinsuffizienz (dabei entsteht eine erhöhte Kreislaufüberbelastung aufgrund der zusätzlichen Quantität an zurückströmendem Blut), arterielle Durchblutungsstörungen (Drosselung der arteriellen Versorgung distaler Bereiche) sowie ein erhöhtes Dekubitusrisiko, da aufgrund der Hochlagerung der Beine der Druck auf das Steißbein steigt.
Kamphausen (2010, S. 78) beschreibt Möglichkeiten der thromboseprophylaktischen Maßnahmen im Liegen und Sitzen. Hier kann mit Hilfe von elektrischen Betten das Fußende um ca. 20° erhöht werden. Um dem Patienten einen möglichst hohen Komfort zu bieten, kann der Oberkörper bis maximal 30° schräg gestellt werden. Eine Erhöhung über genanntem Level ist zu vermeiden, da dies ein zu starkes Abknicken im Beckenbereich nach sich ziehen würde. Ist diese technische Möglichkeit nicht gegeben, können Hilfsmittel wie Schaumstoffpolster, Kissen oder eine Decke diese Lagerung problemlos durchführbar machen. Im Sitzen kann die zuvor beschriebene Lagerung mittels Sitzwägen (z.B. Geriatriestuhl) mit verstellbarer Rücken- und Beinstütze erreicht werden. Dabei ist es wichtig zu beachten, eine Beugung in Hüfte und Kniegelenk über 90° sowie zu harte Lagerungshilfsmittel zu vermeiden, zumal dabei Venen abgeklemmt werden können, was sich wiederum negativ auf den Rückfluss auswirkt. (Fickus, 2004, S. 294)
Wie in Anhang 2 ersichtlich, ergibt sich aus dem Hochlagern der unteren Extremitäten eine Strömungszunahme um 270% zur flachen Rückenlage. Hierbei ist anzumerken, dass diese Lagerung nur für einen kurzen Zeitraum durchgeführt werden kann. Weiters ist dafür die aktive Mitarbeit des Patienten gefordert. Selbstständige Patienten können genannte Maßnahmen mehrmals täglich ohne Beisein der Pflegeperson ausführen. (ebd.)

Mensdorf (2008, S. 102) nennt als eine mögliche Kombinationschance das Steigern des Muskeltonus der unteren Extremität mittels leichten Sohlendrucks auf eine Fußstütze.

3.2.3 Ausstreichen der Venen

Die nun beschriebene Maßnahme ist eine vielseitig diskutierte und in ihrer Effektivität oft bezweifelte Möglichkeit zur Thromboseprophylaxe. Wie auch bei anderen Maßnahmen, hier aber ganz besonders, ist eine korrekte Durchführung ausschlaggebend. (Ewers, 2005, S. 434)

Der venöse Rückfluss kann hierbei bis auf das Vierfache erhöht werden. (Menche et al., 2007, S. 362)

Dazu wird ein Bein von beiden Händen der Pflegeperson umschlossen, um es danach von der Ferse bis zur Kniekehle auszustreichen. (Ewers, 2005, S. 434)

Durch eine kurzfristige Kompression der Venen wird ein Schwall Blut in Richtung des Herzens transportiert. Eine zusätzliche Hochlagerung der Beine währenddessen kann diesen Effekt verstärken. Um den Reibungswiderstand während der drei- bis fünfmaligen Wiederholungen pro Bein zu reduzieren, kann Körperlotion verwendet werden. Ist geplant, anschließend medizinische Thromboseprophylaxestrümpfe (MTS) oder Antithrombosestrümpfe (ATS) zu verwenden, sollte auf Lotion verzichtet werden. (Fickus, 2004, S. 293f)

Da diese Wirkung jedoch nur kurz anhält, ist das Ausstreichen der Venen als alleinige Maßnahme nicht ausreichend, kann sich als zusätzliche Maßnahme aber als durchaus sinnvoll erweisen. So kann z.B. im Rahmen der Körperpflege mit dem Ausstreichen begonnen werden, um danach medizinische Thromboseprophylaxestrümpfe oder einen Kompressionsverband anzulegen. (Fickus, 2004, S. 293; Kamphausen, 2010, S. 79)

Ewers (2005, S. 434) gibt an, dass es derzeit keine medizinischen oder pflegewissenschaftlichen Abhandlungen gibt, welche ein Ausstreichen der Venen in Frage stellen. Er beschreibt das Ausstreichen der Venen als weiterhin empfehlenswert, jedoch nicht ohne Risiko. Grund hierfür sind einige Kontraindikationen. Dabei handelt es sich wiederum um die Herzinsuffizienz, wonach der Patient mit Kreislaufproblemen auf diese Maßnahme reagieren könnte.

Weiters limitieren eine manifeste Thrombose sowie der Nichterhalt von thromboseprophylaktischen Maßnahmen seit Beginn der Behandlung die Möglichkeiten der Intervention, da eine erhöhte Gefahr der Thrombusablösung (und eine drohende Pulmonalembolie) durch Scherkräfte besteht. (Ewers, 2005, S. 434; Fickus, 2004, S. 293) Hautverletzungen oder Hauterkrankungen sowie eine ausgeprägte Varikosis sind weitere zu nennende Kontraindikationen.
Treten während des Ausstreichens der Beine Schmerzen im Unterschenkelbereich auf, so ist die Maßnahme abzubrechen und zeitnah diese Information an den Arzt weiterzugeben. (Fickus, 2004, S. 293f)

3.2.4 Rückstromfördernde Bewegungsübungen

In diesem Kapitel werden Bewegungsübungen, welche den venösen Rückfluss begünstigen, vorgestellt. Die Durchführung verschiedener Maßnahmen ist im Sitzen sowie im Liegen möglich. Wie in Anhang 2 beschrieben, fördern Bewegungsübungen den venösen Rückfluss im Vergleich zu anderen am besten. (Menche et al., 2007, S. 362)
Den Patienten selbst entscheiden zu lassen, wann seine Belastungsgrenze erreicht ist, ist mitunter eine sinnvolle Methode zur Dosierung der Übungen.
Im operativen Akutbereich finden Bewegungsübungen jedoch manchmal Limitation aufgrund eingeschränkter Beweglichkeit der Extremitäten. Eine weitere Kontraindikation liegt bei fehlender kardialer Belastbarkeit vor. (Fickus, 2004, S. 291)
Eine beschriebene Möglichkeit stellen rückstromfördernde Bewegungsübungen im Liegen dar. (ebd.) Wie bereits einleitend erwähnt, stützen sich diese Maßnahmen an der Förderung des venösen Rückstroms. (Menche et al., 2007, S. 362)
Eine wichtige Ressource und unerlässliche Voraussetzung ist die eigenständige Mitarbeit durch den Patienten. Die Konsequenz, gelernte Maßnahmen mehrmals täglich selbstständig durchzuführen, muss der Patient ebenso besitzen. (Schewior-Popp et al., 2009, S. 274)
Die Strenge der einzuhaltenden Bettruhe stellt einen ausschlaggebenden Faktor zur Durchführbarkeit dieser Maßnahmen dar. (Ewers, 2005, S. 432)

Kamphausen (2010, S. 77f) nennt aktive Bewegungsübungen wie das Anziehen und Strecken der Beine, Einkrallen und Strecken der Zehen, Kreisen der Füße, Abwinkeln der Beine sowie isometrische Spannungsübungen als einige wirksame Beispiele. Ewers (2005, S. 432) fügt dem das Fahrrad fahren mit in die Luft gestreckten Beinen hinzu.

Das Anstellen der Beine mit gleichzeitigem Anheben des Gesäßes ist eine weitere Möglichkeit der Durchführung. (Fickus, 2004, S. 291)

Werden diese Übungen im Liegen mit hochgestreckten Beinen durchgeführt, so verbessert sich die Rückstromgeschwindigkeit zusätzlich.

Weiters wird häufig eine aktive und passive Bewegung durch Anwendung eines Bettfahrrades herbeigeführt. (ebd.) Dies ist die mit Abstand effektivste Maßnahme zur Thromboseprophylaxe. (Ewers, 2005, S. 432)

Hierbei werden nicht nur fast alle Beinmuskeln aktiviert, sondern auch das Strömungsgefälle zum Herzen erhöht sowie die arterielle Blutzufuhr gesteigert. Durch all diese Faktoren wird der venöse Rückfluss verbessert. (Fickus, 2004, S. 291)

Ewers (2005, S. 432) empfiehlt zu Beginn eine langsame Gewöhnung an die Übung sowie eine schrittweise Intensitätssteigerung. Ebenso sind eine kardiale Überwachung sowie die Patientenbeobachtung und -anleitung in den ersten Übungseinheiten notwendig. Fickus (2004, S. 291) beschreibt, dass bei der Verwendung eines Bettfahrrades, welches am Bettende befestigt oder einfach ins Patientenbett gestellt wird, nach ca. vier Minuten die höchste Strömungsgeschwindigkeit erreicht wird. Es bietet sich daher an, die Übungen auf fünf Minuten drei Mal täglich anzusetzen, um etwaige Überlastungen zu verhindern. Dies kann nach Bereitstellen der notwendigen Utensilien vom Patienten selbst durchgeführt werden.

Die Tretmechanik des Fahrrades kann bei neueren Modellen zudem individuell auf die Kreislaufsituation des Patienten angepasst werden. (Ewers, 2005, S. 433)

Weiters existieren Bewegungsschienen, welche eine passive Bewegung der unteren Extremität durchführen und so den venösen Rückfluss steigern. Aktive sind gegenüber passiven Bewegungsübungen jedoch weitaus effektiver. (Fickus, 2004, S. 292)

Neben der Benützung eines Bettfahrrades besteht nach Schewior-Popp et al. (2009, S. 275) die Möglichkeit, mithilfe von Widerständen am Fußende einen Fußsohlendruck herzustellen, welcher wiederum die Strömungsgeschwindigkeit erhöht. Dazu können neben gekauften, speziell hergestellten Geräten auch Tennisbälle oder aufgeblasene Sekretbeutel verwendet werden.
Wichtig dabei ist, dass ein geschlossenes System aus zwei Sekretbeuteln, wobei einer vorher aufgeblasen werden muss, hergestellt wird. So kann die Luft vom Patienten durch abwechselnde Tretbewegungen hin- und hergepumpt werden. Auch diese Übung kann der Patient mehrmals täglich selbst durchführen. Kontraindiziert ist diese Übung bei neurologischen Erkrankungen mit Lähmungen, da es zu einer Tonuserhöhung und damit verbundenen Spastizitätsausbildung kommt. (Fickus, 2004, S. 193)
Eisele und Kinzl (2006, S. 58-61) belegen mittels dopplersonografischer Ultraschalluntersuchungen die Erhöhung des venösen Spitzenflusses bei Anwendung einer der oben beschriebenen Maßnahmen.
Ein weiteres wichtiges Instrument ist das A-V-Impulssystem. Hierbei werden aufblasbare Manschetten an den Vorfüßen des Patienten angebracht, welche sich intermittierend (immer wieder), blitzartig zusammenziehen und so ein Gehen nachahmen sollen. Diese Manschetten werden mithilfe eines am Bettende befestigten Steuergerätes bedient. Sie eignen sich speziell bei Menschen mit hohem Thromboserisiko und Immobilisierung an der unteren Extremität (z.B. Gipsverband), da sie sich in diesen integrieren lassen. (Fickus, 2004, S. 293)
Die Effektivität dieser Maßnahme wird von Eisele und Kinzl (2006, S. 61) als eher gering eingestuft.
Kontraindiziert, also untersagt bzw. nicht möglich, sind Bewegungsübungen, wie bereits erwähnt, nach Extremitätenchirurgie sowie Immobilisationen im Bereich der unteren Extremitäten, jedoch auch bei liegenden Drainagen zum Wundsekretabfluss. (Kamphausen, 2010, S. 78)

3.2.5 Venenkompression

Durch die Kompression oberflächlicher Venen wird eine erhöhte Flussgeschwindigkeit in den tiefer liegenden Beinvenen erzeugt, wodurch das Thromboserisiko gemindert wird. (Schewior-Popp et al., 2009, S. 271)

Zusätzlich zur Komprimierung bilden MTS, welche oft auch Antithrombosestrümpfe genannt werden, sowie der Kompressionsverband einen elastischen Widerstand, welcher den Rückfluss in den zwischen Gegendruck und Muskel liegenden Venen weiter erhöht. Diese Venenkompression sollte im Regelfall Tag und Nacht durchgeführt werden. (Kamphausen, 2010, S. 80; Schewior-Popp et al., 2009, S. 271)

In den nachfolgenden Unterkapiteln werden drei verschiedene Möglichkeiten der Venenkompression beschrieben.

3.2.5.1 Thromboseprophylaxestrumpf

Dieser wird oft auch als Antithrombosestrumpf bezeichnet, wobei diese Bezeichnung veraltet ist und daher nicht mehr verwendet werden sollte.

Wichtig in der Auswahl der verwendeten Materialien ist ihr Einsatzgebiet. Hierbei muss zwischen prophylaktischer und therapeutischer Indikation unterschieden werden. Ersteres kann mittels MTS abgedeckt werden, wobei bei Letzterem mittels Kompressionsstrümpfen ab Klasse I zu therapieren ist. (Menche et al., 2007, S. 363)

Ewers (2005, S. 433) empfiehlt die Anwendung von MTS bei Patienten, bei welchen von einer längeren Phase der Immobilität ausgegangen werden kann. Dies ist z.B. prä-, peri- oder postoperativ der Fall. Bei diesen Personen kann die Muskelpumpe nicht oder nicht ausreichend aktiviert werden (z.B. aufgrund einer Relaxierung während und Immobilität nach einer OP). (Schewior-Popp et al., 2009, S. 271)

Bei MTS wird mittels einer abgestuften Kompression tiefen Beinvenenthrombosen vorgebeugt; diese funktioniert wie folgt: Bei korrekter/m Anpassung und Sitz der Strümpfe soll die Höhe der Kompression vom Knöchel über Wade, Knie bis hin zum Oberschenkel abnehmen. (Fickus, 2004, S. 295)

Fickus (ebd.) empfiehlt Werte von 18 mmHg im Bereich des Knöchels, 14 mmHg an der Wade und acht mmHg im Kniebereich. Oberhalb des Knies sollten wieder zehn mmHg Druck herrschen, welcher bis zum Oberschenkel auf acht mmHg abnehmen sollte.

Kann der Patient drei bis fünf Mal täglich für ca. fünf Minuten selbstständig umhergehen, werden MTS nicht mehr benötigt, da der selbst erzeugte Druck den der Strümpfe übersteigt. Hierbei muss jedoch nach Risikofaktoren abgewogen werden. (Schewior-Popp et al., 2009, S. 271) Das wichtigste Kriterium zur Verwendung von MTS ist die korrekte Anpassung. (Ewers, 2005, S. 433)

Weiters sollten sie anatomisch geformt sein, eine Inspektionsöffnung am Vorfuß und eine Haftungshilfe am Oberschenkelende besitzen. Laut Herstellerangaben können die Strümpfe bis zu 15 Mal gewaschen werden, ohne eine Einschränkung in ihrer Funktion. (Fickus, 2004, S. 295)

Ein Waschen ist nach etwa 48-72 Stunden Tragedauer oder bei sichtbarer großflächiger Verschmutzung indiziert. Ebenso zu erwähnen ist, dass oberschenkellange Strümpfe knielangen vorzuziehen sind, da eine Kompression im Unterschenkel alleine unsinnig wäre. (Ewers, 2005, S. 433)

Wie jede andere medizinische Therapie werden auch für MTS Kontraindikationen genannt:

- ✓ Arterielle Durchblutungsstörungen, bei welchen die arterielle Mangelversorgung weiter verstärkt werden würde
- ✓ Rechtsherzinsuffizienz, bei welcher eine kardiale Überlastungssituation aufgrund komprimierter Venenlumina entstehen könnte
- ✓ Hauterkrankungen der Beine würden verstärkt werden
- ✓ Beinödeme, da Einschnürungen entstehen können und die Kompression nicht für eine Rückresorbtion des Gewebewassers reichen würde
- ✓ Allergische Hautreaktionen aufgrund von Unverträglichkeit gegenüber einem der Bestandteile (Fickus, 2004, S. 296)
- ✓ Schwere Neuropathien sowie lokale Infekte oder Nekrosen (AWMF, 2009, S. 31)

Um die korrekte Anpassung der Strümpfe zu gewährleisten, müssen die vom Hersteller vorgegebenen Größentabellen verwendet werden. Gemessen wird die Beinlänge vom Trochanter major (großer Rollhügel des Oberschenkels) bis zur Ferse, die dickste Stelle der Wade sowie in manchen Fällen der Umfang der Fußfessel. Daraus kann die individuell erforderliche Strumpfgröße ermittelt werden. Die Messpunkte können jedoch je nach Fabrikat variieren. (Kamphausen, 2010, S. 81) Sollte trotz genauer Abmessungen kein passender Strumpf gefunden werden, müssen die Beine mithilfe eines Kompressionsverbandes versorgt werden. (Fickus, 2004, S. 296) Dazu im nachfolgenden Kapitel mehr.

3.2.5.2 Kompressionsverband

Unter einem Kompressionsverband kann sowohl das Bandagieren der unteren Extremitäten als auch das Tragen von Kompressionsstrümpfen verstanden werden. Kompressionsstrümpfe werden meist bei mobilen Patienten mit Erkrankungen im venösen sowie lymphatischen System angewandt. Hierbei gibt es vier Kompressionsklassen, welche nach ärztlicher Anordnung risikoadaptiert verordnet werden. Strümpfe der Klassen II bis IV sollten im Liegen – wegen der Gefahr der Gewebsschädigung (Druck 40-60 mmHg) ausgezogen – und maßgeschneidert werden. (Ewers, 2005, 434f) Hieraus ergibt sich eine nur untergeordnete Rolle im operativen Akutbereich.

Das Bandagieren der Beine wiederum sollte nur durchgeführt werden, wenn die Verwendung von MTS nicht möglich ist oder eine höhere Kompression nach ärztlicher Verordnung erwirkt werden soll. (Schewior-Popp et al., 2009, S. 273)

In der Regel werden Kurz- oder Langzugbinden, je nach gewünschter Kompressionswirkung, verwendet. (Fickus, 2004, S. 298)

Die Wickeltechnik ist ein weiteres Kriterium der Effizienz. Hierzu kann beispielsweise ein Pütterverband Anwendung finden. (ebd.)

3.2.5.3 Intermittierend komprimierender pneumatischer Strumpf

Mittels dieser Variante der Thromboseprophylaxe wird beim immobilen Patienten die aktive Arbeit der Muskelpumpe ersetzt. Hierzu werden Ein- bis Dreikammersysteme an den unteren Extremitäten angelegt. (AWMF, 2009, S. 31) Diese können knie- oder oberschenkellang sein. (Ewers, 2005, S. 435) Bei aktivem Gerät komprimieren sich die unterschiedlichen Kammern, welche einen Druck von bis zu 45 mmHg erreichen, in zuvor definierten Zeitabständen. (AWMF, 2009, S. 31) Die Kompression erfolgt zyklisch und wellenartig nach distal. Intermittierende pneumatische Kompressionsstrümpfe (IPK) finden oft bei Intensivpatienten mit einem hohen Thromboserisiko Anwendung wobei nach Menche et al. (2007, S. 365) eine ärztliche Anordnung Voraussetzung ist. Diese Maßnahme würde die „Blutströmungsgeschwindigkeit in den Beinen verdoppeln" (ebd.) und wurde bereits durch mehrere Studien in ihrer Wirkung bestätigt.

Eine bei einer Operation entstandene Narbe beeinflusst weder die Wirkung noch die Einsatzmöglichkeit von IPK. (Rohrer, Eicher, 2006, S. 177)

Neben genannter Rückstrombeschleunigung wird angenommen, dass IPK auch die systemische fibrinolytische Kapazität verbessert, was sich wiederum thromboseprophylaktisch auswirkt. (ebd.)

Bei langen Operationen können IPK auch intraoperativ Verwendung finden. (Ewers, 2005, S. 435)

Rohrer und Eicher (2006, S. 175) haben anhand einer Literaturanalyse aus 25 Studien den thromboseprophylaktischen Effekt von IPK untersucht. Sie kommen zu dem Ergebnis, dass durch IPK „in nahezu allen klinischen Bereichen [...] eine signifikante Reduktion der Thromboseentstehung" (ebd.) erreicht wurde.

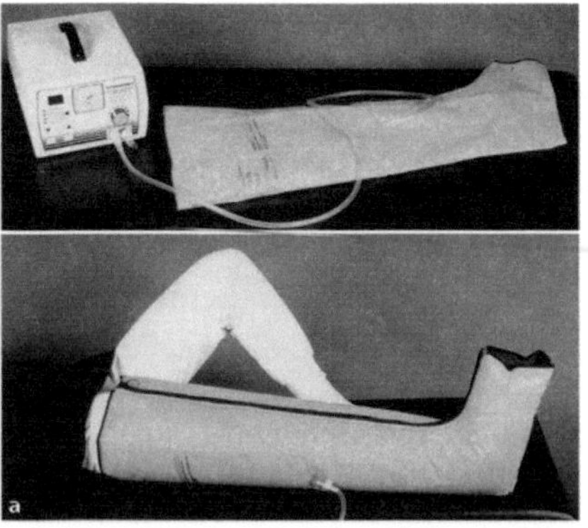

Abb. 2: Intermittierende pneumatische Kompression (Eisele, Kinzl, 2009, S. 59)

Zugunsten pflegerischer Maßnahmen kommen Rohrer und Eicher (2006, S. 179) zu dem Resultat, dass IPK einen der medikamentösen Prophylaxe ebenbürtigen thromboseprophylaktischen Effekt aufweisen. Die Nebenwirkungen der IPK sind – verglichen mit medikamentöser Thromboseprophylaxe – minimal. Nebenwirkungen medikamentöser Prophylaxe sind neben einer erhöhten Nachblutungsgefahr etwaige anaphylaktische Reaktionen. Zudem ist mit ungünstigen Begleitfaktoren, wie vermehrten Laborkontrollen sowie erhöhten Kosten, zu rechnen. Ein Nachteil der IPK ist, dass die Anwendung aufgrund der Compliance der Patienten oft limitiert wird, da ein vermehrtes Schwitzen unter den angelegten Strümpfen häufig zur Ablehnung führt.

Zur Erhöhung der Wirkung empfehlen Rohrer und Eicher (2006, S. 185) die gemeinsame Anwendung mit MTS.

Kontraindiziert sind IPK, wie jede andere rückstromfördernde Maßnahme, bei einer peripheren arteriellen Verschlusskrankheit, Gangrän(en), offenen Wunden sowie bestehenden tiefen Beinvenenthrombosen. (Rohrer, Eicher, 2006, S. 177)

Schewior-Popp et al. (2009, S. 274) stellen fest, dass sich diese Methode jedoch bisher in Deutschland nicht etabliert hat.

3.2.6 Medizinische Therapie – Heparinisierung

Die Verabreichung von Medikamenten fällt grundsätzlich in den Bereich der Pflegeperson, wobei hier die Anordnungsverantwortung der Arzt besitzt die Durchführungsverantwortung liegt jedoch bei der Pflegeperson. (RIS, 2010, S. 1285)

Eine Gabe gerinnungshemmender Medikamente, speziell Heparin, senkt das Thromboserisiko bei unfallchirurgischen Patienten von ca. 50% auf 25-30% und in der Allgemeinchirurgie auf 5-15% von 30%.

Kombiniert gut einsetzbar sind medikamentöse und physikalische Maßnahmen, da sich deren Wirkung sinnvoll ergänzt. Sind Kontraindikationen zur medikamentösen Prophylaxe, wie z.B. Allergien oder eine vorbestehende Thrombozytopenie, vorhanden, sollen physikalische Maßnahmen zur Anwendung kommen. (AWMF, 2009, S. 29f)

Zur medikamentösen Thromboseprophylaxe kann der Arzt zwischen unfraktioniertem Heparin (UFH), niedermolekularem Heparin (NMH) und Vitamin K-Antagonisten (Kumarine) entscheiden. (AWMF, 2009, S. 34-37)

Von UFH werden, aufgrund der Halbwertszeit von ca. zwei Stunden, entweder zwei bis drei Mal täglich 5000 oder zwei Mal täglich 7500 Einheiten subkutan verabreicht.

NMH wird in der Regel ein Mal täglich gewichtsadaptiert zur subkutanen Anwendung vom Arzt angeordnet, da die Halbwertszeit bei ca. vier Stunden liegt. (AWMF, 2009, S. 34)

Die Gabe von Kumarinen stellt sich, aufgrund der um 35% erhöhten Blutungsrate, als eher nachteilig dar.

AWMF (2009, S. 33) empfiehlt – nach der Abwägung von Effektivität, Blutungs- sowie heparininduzierter Thrombozytopenierisiko – NMH gegenüber UFH zu bevorzugen. Weiters stellt sich eine um 34% reduzierte Lungenembolierate als signifikant dar.

Diese letzte Säule wird in dieser Arbeit nur aus Gründen der Vollständigkeit kurz erläutert, aber nicht detailliert beschrieben. Aufgabe der Pflegeperson ist hier lediglich das Verabreichen der vom Arzt schriftlich verordneten Medikamente. (Fickus, 2006, S. 290; RIS, 2010, S. 1285)

Als eine für die Pflege wichtige Regel, neben Standardhygienemaßnahmen bei der subkutanen Anwendung von Medikamenten wie z.B. NMH, gilt, dass bei operativ versorgten Patienten auf eine kontralaterale Applikation geachtet werden muss. (AWMF, 2009, S. 34)

In der nun folgenden Diskussion werden zuvor gesammelte und aufgearbeitete Ergebnisse kritisch betrachtet und deren Bezug zu den Forschungsfragen hergestellt.

4 Diskussion

Da Phlebothrombosen ohne Prophylaxe in der operativen Medizin in einer Häufigkeit von 15 bis 80% der Fälle auftreten, ist ihre Prophylaxe unentbehrlich. (AWMF, 2009, S. 22)

Diese Fachbereichsarbeit umfasst einen Überblick über die pflegerischen Möglichkeiten, welche zur Thromboseprophylaxe aufgegriffen werden können. Weiters gibt sie eine kurze Einführung und Erläuterung in Bezug auf die Anwendung von Assessments.

Gefunden wurden drei standardisierte Assessmentinstrumente, welche in ihren Entstehungsjahren sowie -ländern unterschiedlich sind.

AWMF (2009, S. 23) teilt Patienten nach expositionellen und dispositionellen Risikofaktoren in drei Gruppen und gibt zu jeder eine konkrete Empfehlung bezüglich der durchzuführenden Thromboseprophylaxe.

Die von Ricky Autar 1994 entwickelte ‚Autar DVT risk assessment scale' musste neu überarbeitet und reevaluiert werden, da sie als limitiert, die Ergebnisse zu generalisieren, galt. Dies geschah im Jahre 2002, wodurch diese Skala bereits zuvor in Studien auf ihre Validität, Sensibilität und Genauigkeit überprüft wurde. (Autar, 2003, S. 116) Dadurch konnte diese Skala bereits in ihrer Effizienz verbessert werden. Die ‚new Autar DVT scale' erfasst nahezu alle expositionellen Risikofaktoren im operativen Akutbereich und gibt die, je nach Höhe der Gefährdung, durchzuführenden Maßnahmen an. Hierzu muss die Pflegeperson allerdings der englischen Sprache mächtig sein. Da fachspezifisches Englisch in der Ausbildungsverordnung als zu unterrichtendes Fach genannt wird, kann dies von der Pflegeperson erwartet werden. (RIS, 2010, S. 1300)

Müller et al. (2010, S. 116) kommen nach der Evaluation der ins Deutsche übersetzten ‚Autar DVT Skala' zu dem Ergebnis, dass sie „mit Einschränkungen als ein praktisch anwendbares Instrument für die Pflege" (ebd.) beschrieben werden kann. Sie begründen dies mit der Annahme, dass dieses Assessment keinen Vorteil im Pflegeprozess bringt.

Müller et al. (2010, S. 122) nennen als Grund hierfür die am Anfang stehende Anwendung von Assessments in Österreich, da der Nutzen bereits durch mehrfache Studien bestätigt sei. „Der Einsatz der Skala im Pflegealltag ist möglich

und erstrebenswert, da sich in kurzer und übersichtlicher Form das Thromboserisiko [...] frühzeitig identifizieren und dokumentieren lässt." (ebd.)
Die von Peter Kümpel entwickelte Skala zur Einschätzung der Thrombosegefährdung zeigt eine hohe Übereinstimmung zwischen zwei unabhängigen Pflegepersonen, welche die Einschätzung vornehmen, sowie den Vorteil der Skala gegenüber dem klinischen Blick des Arztes oder der Pflegeperson. (Feuchtinger, 2001, S. 55f)
Die Frowein TVT Skala ist die dritte beschriebene Möglichkeit, das Thromboserisiko standardisiert zu erheben und pflegerische Maßnahmen danach auszurichten. Hierbei ist jedoch zu betonen, dass Kamphausen (2010, S. 74) diese Skala – ohne Nennung von Gründen – zur Einschätzung des Thromboserisikos bei der Aufnahme, jedoch nicht zur Verlaufskontrolle, empfiehlt.
Um nun das erhobene Thromboserisiko zu interpretieren, verlangen die Frowein-Skala sowie die Kümpel-Skala das Fachwissen der Pflegeperson und Wissen über Vor- und Nachteile der einzelnen Maßnahmen, um herauszufinden, welche Maßnahmen gesetzt werden sollen. Autar, im Gegensatz, hat seine Einstufung in Risikogruppen mit einer Empfehlung verknüpft, welche Pflegenden erlaubt, die indizierten Maßnahmen nach individueller Patientensituation einzusetzen. Daher gibt sie eine nicht unwesentliche Hilfestellung in der Planung der Thromboseprophylaxe. Generell von hoher Wichtigkeit ist, solche Vorschläge nie ohne kritische Auseinandersetzung mit ggf. vorhandenen Kontraindikationen zu übernehmen.
Eine große Bedeutung haben zudem die richtige Anpassung und Anwendung der Geräte oder Maßnahmen sowie die korrekte Anleitung und Motivation des Patienten. (Fickus, 2004, S. 299f)
Um einen optimalen Erfolg zu erreichen, sollten immer die am meisten rückstromfördernden Maßnahmen, wie in Anhang 2 ersichtlich, gewählt werden. (Fickus, 2004, S. 291)
Die Erkenntnisse, welche sich aus dieser FBA ergeben, lauten wie folgt:
Die Autar-Skala stellt sich als bestgeeignetes Einschätzungsinstrument zur Erfassung des postoperativen Thromboserisikos dar, da die Skala neben der Erfassung des Risikos auch Empfehlungen für durchzuführende Maßnahmen,

je nach Risikostufe, gibt. Die Kombination von Basismaßnahmen wie Frühmobilisation und MTS eignet sich bei geringem Risiko, bei mittlerem wiederum MTS in Kombination mit IPK und ärztlicher Therapie mit Heparin. Bei Hoch-Risiko-Patienten sollten ebenso MTS mit IPK und einer verstärkten Heparinisierung Anwendung finden. (Autar, 2003, S. 120) Aufgrund einiger wesentlicher Vorteile wird in der Praxis sehr häufig niedermolekulares Heparin zur medikamentösen Prophylaxe verwendet. (Fickus, 2004, S. 290)

Für die zukünftige Pflegearbeit ist hiermit klargestellt, dass Risikoeinschätzung sowie pflegerische Thromboseprophylaxe unverzichtbar und von der Pflege selbstständig durchzuführen sind. Das individuelle Risiko und die darauf abgestimmten Maßnahmen können, gesetzlich gesehen, von der Pflegeperson selbst erhoben und angewandt werden. Da sich durchaus ärztliche Kontraindikationen durch z.B. Operationsverfahren ergeben können, von denen der Pflege nichts bekannt ist, erscheint eine interdisziplinäre Rücksprache als sinnvoll. Rückstromfördernde Bewegungsübungen sind bei manifester Thrombose kontraindiziert. Daraus ergibt sich eine weitere Notwendigkeit der Informationsweitergabe im therapeutischen Team. Eine in der Literatur nicht gefundene Möglichkeit kann auch die Einbindung der Physiotherapie, wie sie in operativen Bereichen durchaus üblich ist, darstellen. Hierbei ist jedoch wichtig, einen guten Behandlungsplan zu erstellen, um alle geplanten Maßnahmen adäquat und einwandfrei auszuführen und zu wissen, wer welche Maßnahme zu welcher Zeit durchführt.

Eine dem Autor sehr wichtige Erkenntnis aus dieser Fachbereichsarbeit ist, dass die Anwendung von MTS zwar – wie beschrieben – gut ist, diese jedoch eines regelmäßigen Austausches bedürfen. Hier muss die Pflege den Patienten informieren, sich nach gewisser Zeit über den Hausarzt und Bandagisten neue zu besorgen.

Die Einhaltung der, im Rahmen dieser Fachbereichsarbeit zusammengetragenen, thromboseprophylaktischen pflegerischen Interventionen sollte auch in Zukunft im Klinikalltag in deren Wichtigkeit berücksichtigt werden und dadurch zu geringeren Inzidenzraten an manifesten innerklinisch aufgetretenen Thrombosen führen.

5 Tabellenverzeichnis

6 Literaturverzeichnis

Autar R. (2003): The management of deep vein thrombosis: the Autar DVT risk assessment Scale re-visited. In: Journal of Orthopedic Nursing 07/2003, 114-124

AWMF (Arbeitsgemeinschaft der Wissenschaftlichen medizinischen Fachgesellschaft) (2009): Prophylaxe der venösen Thromboembolie (VTE). http://www.uni-duesseldorf.de/awmf/ll/003-001l.pdf (26.10.2010)

AWMF (Arbeitsgemeinschaft der Wissenschaftlichen medizinischen Fachgesellschaft) (2011): Aufgaben und Ziele. http://www.awmf.org/die-awmf/aufgaben-und-ziele.html (25.02.2011)

Behrens J.; Langer G. (2010): Handbuch Evidence-based Nursing. Externe Evidence für die Pflegepraxis. 1. Auflage. Bern, Verlag Hans Huber

Eisele R.; Kinzl L. (2006): Thromboseprophylaxe in Unfallchirurgie und Orthopädie. Darmstadt, Steinkopff Verlag

Ewers A. (2005): Den venösen Rückstrom fördern. Physikalische Maßnahmen zur Vermeidung einer Thrombose in der Pflegepraxis. In: Die Schwester Der Pfleger, Heft 06/2005, 430-435

Faller A.; Schünke M. (2008): Der Körper des Menschen. Einführung in Bau und Funktion. Stuttgart, New York, Georg Thieme Verlag

Feuchtinger J. (2001): Wissenschaftliche Überprüfung einer Messskala zur Einschätzung der Thrombosegefährdung. In: Pflege, Jg. 14/2001, 47-57

Fickus P. (2004): Thromboseprophylaxe. In: Lauber, A.; Schmalstieg, P. (2004): Prävention und Rehabilitation. Stuttgart, Georg Thieme Verlag, 281-301

Kamphausen U. (2010): Prophylaxen in der Pflege. 6. Auflage. Stuttgart, W. Kohlhammer GmbH

Menche, N. (Hg.) (2007): Pflege Heute. Lehrbuch für Pflegeberufe. 4. Auflage. München, Elsevier GmbH, Urban & Fischer Verlag

Mensdorf B. (2008): Schritt für Schritt zur Handlungssicherheit – Teil 10: Thromboseprophylaxe: Körperliche Aktivität ist die beste Prophylaxe. In: Pflegezeitschrift, Heft 02/2008, 101-104

Müller G.; Zulehner C.; Fritz E. (2010): Pilotstudie zur Evaluierung der Praktikabilität der deutschen Autar DVT Skala. In: PrInternet, Heft 02/2010, 116-122

Pschyrembel (2004): Klinisches Wörterbuch. 260. Auflage. Berlin, New York, Walter de Gruyter

RIS – Rechtsinformationssystem des Bundeskanzleramts (2010): Bundesgesetz über Gesundheits- und Krankenpflegeberufe – GuKG BGBl. L 108/1997.
http://www.ris.bka.gv.at/Dokumente/BgblPdf/1997_108_1/1997_108_1.pdf (26.10.2010)

Rohrer O.; Eicher M. (2006): Thromboseprophylaktischer Effekt intermittierend komprimierender, pneumatischer Strümpfe (IPC): Eine systematische Literaturanalyse. In: Pflege, Jg. 19/2006, 175-187

Schewior-Popp S.; Sitzmann F.; Ullrich L. (Hg.) (2009): Thiemes Pflege. 11., vollständig überarbeitete und erweiterte Auflage. Stuttgart, New York, Georg Thieme Verlag

7 Anhang

7.1 Anhang 1: ‚Virchow'sche Trias'

(Fickus, 2004, S. 283)

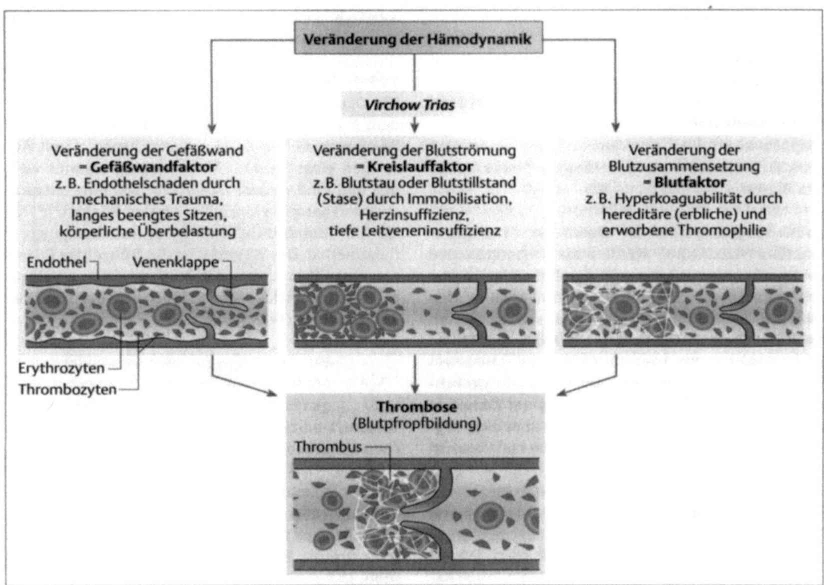

7.2 Anhang 2: Venöse Strömungsgeschwindigkeiten

– bei Lagerungen und Übungen im Vergleich zur flachen Rückenlage

(Fickus, 2004, S. 291; Menche et al., 2007, S. 362; Ewers, 2005, S. 432)

Lage/ Bewegung	Beine	Becken
Flache Rückenlage	100%	100%
Fußende um 20° erhöht	250%	180%
Beine um 90° erhöht	370%	260%
Stehen	60%	70%
Gehen	120%	113%
Atemübungen	130%	115%
Zehengymnastik	160%	150%
Fußgymnastik	190%	150%
Bettfahrrad	440%	470%
Elastische Strümpfe (MTS)	190%	120%

7.3 Anhang 3: ‚Frowein-Score' zur Einschätzung

(Kamphausen, 2010, S. 286)

Risikofaktoren	Kategorie	Pkt.	Kategorie	Pkt.	Kategorie	Pkt.	Erg.
Gefäßwandschädigung							
Varikosis	nein	0	leicht	1	stark	4	
Frühere Thrombose	nein	0	ja	4			
AVK	nein	0	Stadium I-II	2	Stadium III-IV	4	
Alter	> 40	0	> 60	2	> 70	3	
Hämodynamik							
Mobilität	mobil	0	teilmobil (bis ca. 12 Std./Tag)	2	Immobil (länger als 72 Std. ununterbrochen	4	
Lähmungen	nein	0	Querschnittlähmung Halbseitenlähmung	3			
Frakturen	nein	0	Unterschenkel	2	Oberschenkel	7	
Stützverband	nein	0	Gehgips	3	Liegegips	7	
Herzinsuffizienz	nein	0	ja	4			
Herzinfarkt	nein	0	ja	4			
Schwangerschaft	nein	0	ja	1			
postpartal	nein	0	ja	2			
Übergewicht	nein	0	> 15% (nach Broca)	2	> 20 %	3	
Blutzusammensetzung							
Schwere Entzündung	nein	0	ja	7			
Sepsis	nein	0	ja	7			
Maligner Tumor	nein	0	ja	7			
Operation	Kleine Eingriffe < 30 min	1	Allgemeinchirurgie, > 30 min	3	Malignom-OP gr. urol., gyn. und orthop. OP	7	
Schwere Verletzungen	nein	0	ja	7			
Orale Konzeption	nein	0	ja	2			
Rauchen	nein	0	ja	2			
					Gesamtsumme:		

Punkte	Thromboserisiko
0	keines
1-3	geringes
4-6	mittleres
7 oder mehr	hohes

AVK-Stadieneinteilung nach Fontaine:
I = beschwerdefrei bei fehlenden Fußpulsen
I = intermittierendes Hinken
III= Ruheschmerz
IV= Gewebsstörungen (Nekrose, Gangrän)

Sollgewicht nach Broca: Körpergröße (cm) – 100 = Sollgewicht (kg)

7.4 Anhang 4: 'New (2002) Autar DVT risk assessment scale'

(Autar, 2003, S. 120)

Name:	Age:
Unit No.:	Type of admission:
Ward:	Diagnosis:

AGE SPECIFIC GROUP (years)	score
10 – 30	0
31 – 40	1
41 – 50	2
51 – 60	3
61 – 70	4
71+	5

BUILD / BODY MASS INDEX (BMI)
Wt(kg)/Ht $(m)^2$

Build	BMI	score
Underweight	16 – 19	0
Average/Desirable	20 – 25	1
Overweight	26 – 30	2
Obese	31 – 40	3
Very obese (morbid)	41+	4

MOBILITY	score
Ambulant	0
Limited (uses aids, self)	1
Very limited (needs help)	2
Chairbound	3
Complete bedrest	4

SPECIAL RISK CATEGORY	score
Oral Contraceptives:	
20-35 years	1
35+ years	2
Hormone replacement therapy	2
Pregnancy/ puerperium	3
Thrombophilia	4

TRAUMA RISK CATEGORY

Score item(s) only preoperatively.	score
Head injury	1
Chest injury	1
Spinal injury	2
Pelvic injury	3
Lower limb injury	4

SURGICAL INTERVENTION: Score only one

Appropriate surgical intervention.	score
Minor surgery <30 mins	1
Planned major surgery	2
Emergency major surgery	3
Thoracic	3
Gynecological	3
Abdominal	3
Urological	3
Neurosurgical	3
Orthopeadic (below waist)	4

CURRENT HIGH RISK DESEASES: Score the

Appropriate item(s)	score
Ulcerative colitis	1
Polycythaemia	2
Varicose veins	3
Chronic heart disease	3
Acute myocard infarction	4
Malignancy (active cancer)	5
Cerebrovascular accident	6
Previous DVT	7

ASSESSMENT INSTRUCTION

Complete within 24 hours of admission.

Scoring: ring out the appropriate item(s) from Each box, add score and record total below;

Total score:

Assessor:
Date:

ASSESSMENT PROTOCOL

Score range	Risk categories
≤ 10	Low risk
11 – 14	Moderate risk
15 ≥	High risk

Please record any other clinical observations that may supplement this DVT risk assessment

VENOUS THROMBOPROPHYLAXIS

Low risk: Ambulation + Graduated Compression Stockings
Moderate risk: Graduated Compression Stockings + Heparin + Intermittent Pneumatic Compression Stockings
High risk: Graduated Compression Stockings + Heparin + Intermittent Pneumatic Compression

International Consensus Group Recommendation, 2001
© R. Autar 2002

7.5 Anhang 5: Assessmentinstrument ‚Autar-D‘

(Müller et al., 2010, S. 117)

Assessmentinstrument zur Einschätzung des Thromboserisikos

Die deutsche Autar DVT Skala (Autar DVT Skala-D)

Name:

Abteilung:

Station:

Alter:

Art der Aufnahme: □ akut □ geplant

Diagnose:

Altersgruppen in Jahren

	Punkte
10-30	0
31-40	1
41-50	2
51-60	3
61-70	4
ab 71	5

Gewichtsklassen

Body-Mass-Index (BMI)

BMI = KG(kg) / Größe (m²)

	BMI	Punkte
Untergewicht	16-19	0
Normalgewicht	20-24	1
Übergewicht	25-29	2
Adipositas	30-39	3
Extreme Fettsucht	ab 40	4

Mobilität

	Punkte
Gehfähig	0
Eingeschränkt (selbständig mit Hilfsmitteln)	1
Sehr eingeschränkt (benötigt Hilfe)	2
Rollstuhlabhängig	3
Vollständig bettlägerig	4

International Consensus Group recommendation, 2001
Original : Autar R. (2002)
Übersetzt und modifiziert : Müller G. (2008)

Spezielle Risikokategorie

Mehrfachnennungen möglich!

	Punkte
Orale Kontrazeptiva:	
20-35 Jahre	1
ab 36 Jahre	2
Hormonersatztherapie	2
Schwangerschaft / Wochenbett	3
Thrombophilie	4

Risikokategorie infolge Verletzung

Vergeben Sie Punkt(e) nur präoperativ!

Mehrfachnennungen möglich!

	Punkte
Kopfverletzung	1
Thoraxverletzung	1
Wirbelsäulenverletzung	2
Beckenverletzung	3
Verletzung der unteren Extremität	4

Chirurgischer Eingriff

Vergeben Sie nur für **einen** zutreffenden chirurgischen Eingriff Punkte!

	Punkte
Kleiner chirurgischer Eingriff bis zu 30 min.	1
Geplanter großer chirurgischer Eingriff	2
Große Notfalloperation	3
Thorakal	3
Gynäkologisch	3
Abdominal	3
Urologisch	3
Neurochirurgisch	3
Orthopädisch (unterhalb der Taille)	4

Derzeitige Hochrisikoerkrankungen

Vergeben Sie zutreffende(n) Punkt(e)!

Mehrfachnennungen möglich!

	Punkte
Colitis ulcerosa	1
Polycythaemia	2
Beinvarizen	3
Chronische Herzerkrankung	3
Akuter Myokardinfarkt	4
Aktive maligne Erkrankung(en)	5
Cerebrovaskuläres Geschehen	6
Frühere tiefe Venenthrombosen (TVT)	7

Anleitung zur Auswertung

Erstellen Sie diese innerhalb von **24 Stunden** nach Aufnahme. Punktewertung: Kreuzen sie den/die zutreffenden Punkt(e) in jedem Kästchen an, bilden Sie die Summe und tragen Sie diese unten ein!

Gesamtpunkte:

Einschätzer:

Datum:

Auswertungsprotokoll

Punktebereich	Risikokategorien
bis 10	□ niedriges Risiko
11-14	□ mittleres Risiko
ab 15	□ hohes Risiko

Erfassen Sie jede andere klinische Beobachtung, die diese Thromboserisikoeinschätzung unterstützt, unter Notizen.

Notizen

7.6 Anhang 6: Thrombosegefährdungsskala nach Peter Kümpel

(Feuchtinger, 2001, S. 49)

Gefährdung bei Veränderungen der Strömungsgeschwindigkeit	
a) Immobilisation (z.B. durch Bettruhe, Frakturen, Lähmungen, Gipsverbände)	
Keine Bettruhe	0 Punkte
Uber 12h/Tag	2 Punkte
Uber 72h in Folge	4 Punkte
b) Aktivität (nur wenn bei a 2 -4 Punkte)	
Selbstständig, führt aktive Bewegungsübungen und Umlagerungen allein durch	0 Punkte
nach Anweisung der Pflegekraft werden aktive Ubungen und Umlagerungen durchgeführt	2 Punkte
Patient ist immobil und inaktiv	4 Punkte
c) Postthrombostisches Syndrom/ Varikosis	3 Punkte
d) Adipositas	3 Punkte
e) Gravidität	2 Punkte
Wochenbett	4 Punkte
f) Herzinsuffizienz/ chronische Lungenerkrankung	5 Punkte

Gefährdung bei Veränderungen der Blutzusammensetzung	
a) bereits durchgemachte Thrombose/Embolie/ familiäre Belastung	4 Punkte
b) Operationen	
chirurgische Eingriffe	4 Punkte
Knochen-OP (hüftgelenksfern), postoperative Wundinfektionen	7 Punkte
Knochen-OP (hüftgelenksnah)	8 Punkte
c) metastasiernde Tumoren	2 Punkte
d) Lebercirrhose/Diabetes mellitus/nephrotisches Syndrom/Fettstoffwechselstörung	2 Punkte
e) Exsikkose/Polyglbulie/ Verbrennung	
Urin konzentriert	1 Punkt
trockene Zunge, Lippen und Mundschleimhaut	2 Punkte
erhöhter Hämatokritwert	3 Punkte
f) Arzneimittel Ostrogene, Corticosteroide, Diuretika, Bluttransfusionen, Kontrazeptiva	2 Punkte

Gefährdung bei Gefäßwandschäden	
a) Alter	
bis 40. Lebensjahr	0 Punkte
41. bis 60. Lebensjahr	1 Punkte
61. bis 70. Lebensjahr	2 Punkte
über 70. Lebensjahr	3 Punkte
b) Apoplexia cerebri	5 Punkte
c) Herzinfarkt	5 Punkte

Punkte	Thromboserisiko
<7	kein Risiko
7 – 9	grundsätzliches Risiko
>9	hohes Risiko